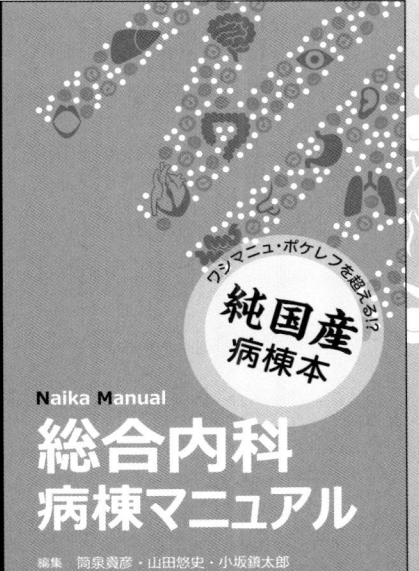

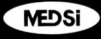

小児けいれん重積治療ガイドライン2017

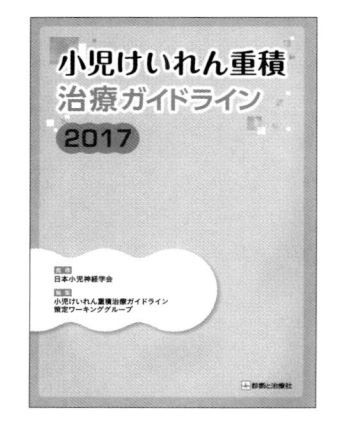

日本小児神経学会 **監修**

小児けいれん重積治療ガイドライン策定
ワーキンググループ **編集**

小児救急医療のなかで高頻度に遭遇するけいれん重積状態．病院前治療・初期治療から難治性病態（ベンゾジアゼピン系薬剤抵抗性，難治性，超難治性）への対応までを，日本における治療選択肢等の医療事情を考慮しつつ作成した治療ガイドライン．適応外使用となる薬剤はその適切な使用を注意喚起のうえ解説し，発作時の患者に対して最善の治療が施せるよう編んだ．海外と日本のこれまでの知見を精査し，実臨床に即してまとめあげた1冊．

□B5判　120頁
定価（本体3,000円+税）
ISBN978-4-7878-2260-4

診断と治療社
since 1914

〒100-0014　東京都千代田区永田町2-14-2山王グランドビル4F
電話 03（3580）2770　FAX 03（3580）2776
http://www.shindan.co.jp/
E-mail:eigyobu@shindan.co.jp

（17.07）

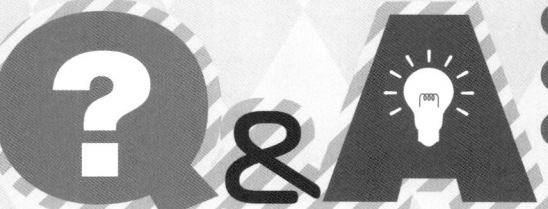
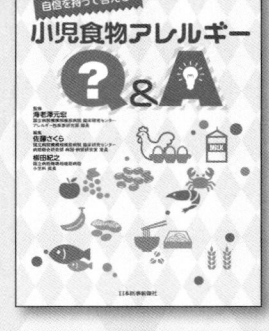
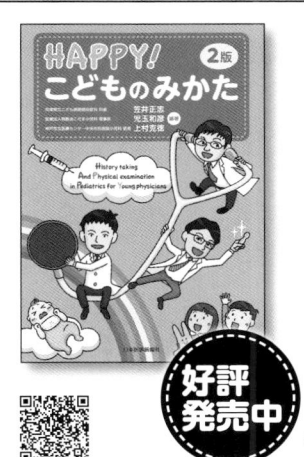
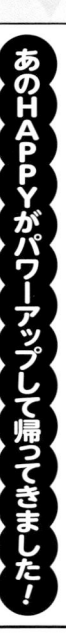

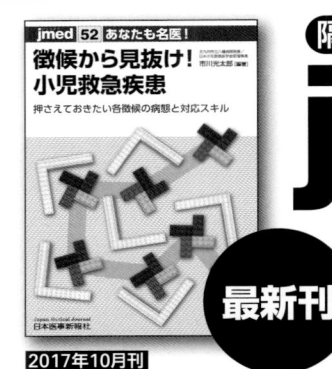

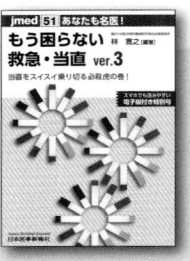
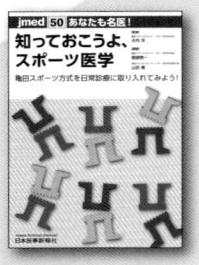
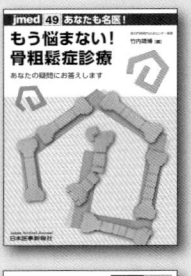
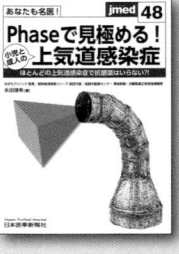
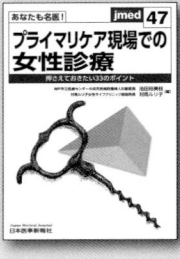
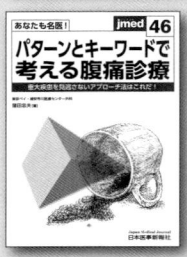
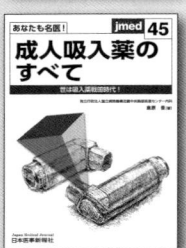
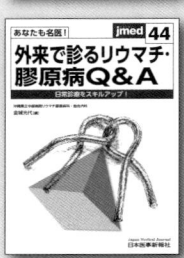
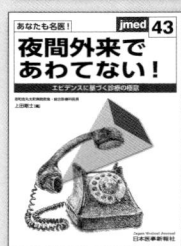
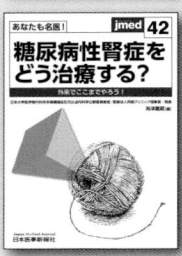

巻頭言

　1997（平成9）年，当時の厚生省救急医療検討会にて「小児初期救急医療は診療科問わず，すべての医師で十分に対応されている」との答申がなされた。現場知らずのありえない答申であり，憤りをおぼえた。

　案の定，その後，過労の勤務小児科医が自殺したり，救急車で搬送された子どもがたらい回しになって死亡するといったことが起き，医療側からも患者側からも小児救急医療の抜本的拡充を求める声が上がった。そしてようやく，20世紀が終わる頃に小児救急医療の特集が医療雑誌に組まれるようになった。

　しかし勢い，家族は小児科専門医の診療をいつでもどこでも求めるようになり，一般救急医を困らせたり，怒らせたりすることさえも生じた。専門医志向という時代の流れがこのうねりをつくり上げてしまっていたが，残念なことに小児科医の中にも救急医療を敬遠する輩が少なからずいたわけで，まずは小児科医が小児初期救急医療を守ることはdutyであり，小児科医のidentityであることを認識すべきである。

　このためには，我々自身が「後輩たちに，いかに小児救急医療の面白さやその醍醐味を知ってもらい，そして，子どもたちの笑顔をみる喜び，保護者から感謝して頂けるありがたさを知ってもらえるようつなげていくか」が大切であり，なすべきことだと確信して行動してきた。

　小児初期救急医療は圧倒的に軽症が多い。このために医療者が慢心を抱きやすく，この慢心を捨てて診療を行えるかどうかで，医療者・子ども・保護者の心身のアウトカムが格段に違ってくる。医療行為は「医師の謙虚さ」が一番と，常々思って行動してきたが，今は小児救急医を「社会的に失墜した医師の信頼を最初に取り戻す医師集団」にしたいと願っている。

　本書をまとめるに際し，このあたりを理解してくれている小児救急の仲間に，よく遭遇する「徴候」別の診療のコツ，基本知識，ピットフォール回避術，コモンな鑑別疾患，忘れていけない重篤疾患について，熱き心で解説してもらった。

　是非，本書を通して「慢心注意！」「謙虚な診療を！」という，まさに小児初期救急医療の神髄をつかんで頂き，後輩たちに伝えて頂ければと，心から願っている。

北九州市立八幡病院院長／日本小児救急医学会前理事長　市川光太郎

CONTENTS

徴候から見抜け！ 小児救急疾患
押さえておきたい各徴候の病態と対応スキル

jmedmook 52
2017年10月

■ 執筆者一覧 (掲載順)

市川光太郎　北九州市立八幡病院院長/日本小児救急医学会前理事長

長村敏生　京都第二赤十字病院副院長/小児科部長

天本正乃　北九州市立八幡病院小児救急センター総括部長

石橋紳作　北九州市立八幡病院小児救急センター小児科部長

有吉孝一　神戸市立医療センター中央市民病院救命救急センター センター長

小松充孝　社会福祉法人賛育会 賛育会病院小児科部長

神薗淳司　北九州市立八幡病院小児科主任部長/小児救急センター長

田村卓也　医療法人渓仁会 手稲渓仁会病院小児科主任医長

市橋　光　自治医科大学附属さいたま医療センター小児科教授

中林洋介　群馬大学医学部附属病院集中治療部 (小児科) 助教

浮山越史　杏林大学医学部小児外科教授

種市尋宙　富山大学医学部小児科学助教

石原　潤　久留米大学医学部小児科助教

柳　忠宏　医療法人やなぎクリニック院長

平本龍吾　松戸市立病院小児医療センター小児科部長/小児集中治療科部長

荒木　尚　埼玉医科大学総合医療センター高度救命救急センター准教授

西山和孝　諏訪赤十字病院救急科部長

01 頭 痛

長村敏生

**知っておくべき
ポイント**

▶ 小児初期救急診療において最も大切なことは，緊急を要する重篤な二次性頭痛を見逃さないことである。

▶ 乳幼児は自分の症状を正確に言葉で表現できないため，保護者に対して不安な気持ちに共感を示しつつ詳細な問診を行う必要がある。

▶ 頭痛は自覚症状であるため，特に年長児に対しては表面的な訴えの背景に精神的ストレスが隠れていないかどうかにも留意する。

**専門医へ
紹介すべき事象**

▶ 中枢神経感染症（細菌性・ウイルス性髄膜炎，急性脳炎・脳症など）が疑われる場合は，直ちに小児神経専門医にコンサルトするか高次医療機関へ搬送する。

▶ 中枢神経の器質的な異常（脳腫瘍，脳血管障害，シャントトラブルなど）が疑われる場合は，直ちに脳神経外科医にコンサルトするか高次医療機関へ搬送する。

▶ 一次性頭痛は慢性反復性の経過をとり，生活指導が重要となるため，小児頭痛外来，小児神経外来へ紹介する。一方，心理社会的要素が大きいと判断した場合は児童精神科と共同で対応する。

1 これだけは知っておきたい小児救急診療のknack！

■ 頭痛は，頭痛自体が疾患である一次性頭痛（片頭痛，緊張型頭痛，三叉神経・自律神経性頭痛。学童期以降に多い）と，何らかの疾患の臨床症状の1つとして頭痛が出現する二次性頭痛に分類される。小児救急の診療現場において重要なのは二次性頭痛であり，頻度は少ないながらも緊急を要する重篤疾患を見逃さないように注意する必要がある。

■『慢性頭痛の診療ガイドライン2013』[1]では，①突然の頭痛，②今まで経験したことがない頭痛，③いつもと様子の異なる頭痛，④頻度と程度が増していく頭痛，⑤50歳以降に初発の頭痛，⑥神経脱落症状を有する頭痛，⑦がんや免疫不全の病態を有する患者の頭痛，⑧精神症状を有する患者の頭痛，⑨発熱・項部硬直・髄膜刺激症状を

有する頭痛は，二次性頭痛を疑って積極的な検索が必要とされている。したがって，小児の二次性頭痛の危険因子として⑤を除く8項目の有無をチェックする（**表1**）。④にあるように，急性に出現した頭痛が時間経過に伴って急速に悪化する場合もあるため，帰宅後も持続，増悪する場合は必ず再診するように指示しておくことが重要である。

■鎮痛薬内服の目安としては，生活に支障をきたすような頭痛が1時間以上継続し，本人や家族の不安が強い場合とされている[2]。頭痛の急性期治療薬としては，アセトアミノフェンとイブプロフェンが推奨されている（**表2**）。

表1 小児において二次性頭痛が疑われる危険因子

> 1. 突然の頭痛
> 2. 今まで経験したことがない頭痛
> 3. いつもと様子の異なる頭痛
> 4. 頻度と程度が増していく頭痛
> 5. 神経脱落症状を有する頭痛
> 6. がんや免疫不全の病態を有する患者の頭痛
> 7. 精神症状を有する患者の頭痛
> 8. 発熱・項部硬直・髄膜刺激症状を有する頭痛

表2 頭痛の急性期治療薬

鎮痛薬	主な商品名	剤形	最高血漿中濃度到達時間（平均）	血漿中濃度半減期（平均）
アセトアミノフェン	カロナール®	細粒（20%，50%） 錠（200mg，300mg，500mg） シロップ（2%：20mg／mL）	25.8分	2.5時間
	アンヒバ®	坐剤（50mg，100mg，200mg）	1.6時間	2.7時間
	アセリオ®	静注液（1V：1,000mg／10mL）	15分	2.8時間
イブプロフェン	ブルフェン®	細粒（20%） 錠（100mg，200mg）	2.1時間	1.8時間

鎮痛薬	小児投与量とその上限または成人量	その他
アセトアミノフェン	10〜15mg／kg／回 （4〜6時間以上間隔をあけて） 1日総量として60mg／kgを限度とする，または成人量（300〜1,000mg／回，4〜6時間以上間隔をあけて，1日総量として4,000mgを限度とする）を超えない	過量投与により重篤な肝障害が発現するおそれがあることから，アセトアミノフェンを含む他の薬剤（総合感冒薬や解熱鎮痛薬等の配合薬といった一般医薬品を含む）との併用は避ける
イブプロフェン	5〜7歳：200〜300mg／日を3回に分けて 8〜10歳：300〜400mg／日を3回に分けて 11〜15歳：400〜600mg／日を3回に分けて 16歳以上：600mg／日を3回に分けて （6〜8時間以上間隔をあけて）	イブプロフェンの鎮痛作用はアセトアミノフェンより優れている

2 確診のための基本知識

頭痛の出現メカニズム

- 脳実質の神経細胞やグリア細胞には疼痛感受性がないため，痛みを感じない。
- 頭痛は三叉神経や上部頸神経後根（C1～C3）によって疼痛刺激が感知されることで生じるため，頭蓋内での疼痛は硬膜や血管壁（特に中硬膜動脈支配域は疼痛感受性が高い）に分布した上記神経分枝からの関連痛として感じられる[3]。

痛みの表現方法と評価

- 2歳頃までの乳幼児の主な痛みの表現方法は「泣く」ことであるが，「不機嫌」という症状でしか察知できないこともある。3～4歳以降になると痛みを言葉でも訴えるようになってくるが，部位が実際と一致しないことも稀ではなく（腹痛でも「頭が痛い」と言うことがある），頭痛の有無をほぼ正確に訴えることができるのは5歳以降である。さらに，痛みの部位と程度を正確に伝えられるようになるのは小学校高学年以降であり，それよりも年齢が低い児では保護者に児の様子を詳しく確認する必要がある。
- 頭痛はあくまでも自覚症状であるため，その性状を客観的に評価する方法として，フェイススケール（3～4歳以上から使用可能とされる，**図1**）や数値的評価スケール（痛みがない状態を0として自分の痛みが10段階のどの段階にあたるかを数字で評価：就学時以降に適応可とされる）などが用いられる[4]。

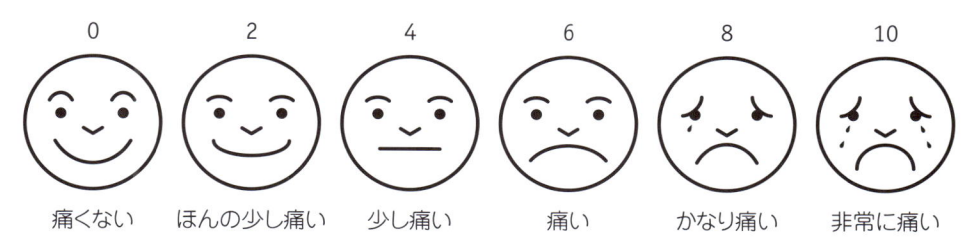

0	2	4	6	8	10
痛くない	ほんの少し痛い	少し痛い	痛い	かなり痛い	非常に痛い

図1 痛みの評価のためのフェイススケール

（日本ペインクリニック学会ホームページより引用）

頭痛の有病率

- 頭痛診療においては病院小児科，頭痛専門外来，頭痛センターなど，調査対象施設の診療機能によって受診患者の頭痛分類の頻度が異なることはよく知られており，一般集団における片頭痛の有病率との比較も含め，既報の調査結果の単純比較はできないことに注意を要する。

- 頭痛を主訴に一般小児科外来を受診した慢性反復性頭痛478名（2～15歳）の中で，二次性頭痛は13名（3%）にすぎなかったとする報告[5] がある一方で，小児救急外来の受診患者を対象とした報告では二次性頭痛の割合は42.0～84.3%であった[6]。
- 小児救急外来を受診した二次性頭痛患者の中で最も頻度が高かった原因疾患はウイルス性疾患を代表とする感染症（14.8～61.0%）で，ついで頭頸部外傷（6.6～20.0%），副鼻腔炎（9.0～16.7%），ウイルス性髄膜炎（0.4～9.0%），VPシャントトラブル（0.3～11.5%），脳腫瘍（0.4～2.6%）の順であった[6]。また，Lateefら[7] は2～5歳の幼児における二次性頭痛では約7割が感染症による頭痛であったと報告している。
- 小児救急初期診療の立場からは，「二次性頭痛が除外された頭痛が一次性頭痛である[8]」という論理は，実地臨床としてはpracticalな考え方と言える。

3 pitfallを回避するためのスキル

- ストレスを感じた子どもは頭痛や腹痛などの身体症状を訴えることが多い。学童期の頭痛では生活習慣因子，学校因子，精神的因子といった心理社会的因子（たとえば，家族の不仲，友人関係のトラブル，いじめ，身体的虐待，両親の離婚，学校教師の不公平な対応など）の関与が重視されている[9]。また，発達障害（自閉スペクトラム症，注意欠陥／多動性障害，限局性学習障害）の児はストレスを抱え込みやすく，かつそれをうまく表現できないため身体症状を示すことが多いとされる[10]。したがって，頭痛の診療にあたっては，通常の一般的な診察・検査以外に上記のような背景因子も含め，包括的に評価することが求められる。
- 脳腫瘍，脳血管障害を疑った場合は，期を逸せずに緊急CTまたはMRIを実施すべきである。
- 頭部CT・MRIで偶然に副鼻腔に粘液貯留を認める場合があるが，発熱と膿性鼻汁・後鼻漏・鼻閉などを欠く場合に画像所見のみを根拠に副鼻腔炎を頭痛の原因と診断することは慎むべきである。
- 髄膜炎の診断には髄液検査が不可欠であり，髄膜刺激症状（項部硬直，ケルニッヒ徴候，ブルジンスキー徴候，ジョルトサイン）が陰性というだけで髄膜炎が否定されたわけではなく，髄膜炎が疑われれば髄液検査を考慮する。
- 外傷のため頭痛に加えて頸部の前屈・後屈時や後頸部に正中圧痛を訴える場合は，頭部打撲時に頸椎捻挫を合併している可能性があり，頸椎固定を行う。
- 帽状腱膜下血腫が受傷後短期間のうちに急速に増大する場合は，血友病など血液凝固疾患の鑑別とともに貧血の検査が必要である。
- 片頭痛の誘発因子の1つとして食事性因子が知られており，問診で確認する。この頭

痛は食事性頭痛と呼ばれており，具体的な誘発食物としては赤ワイン，チョコレート，チーズ，豆類，ソーセージ，食品添加物（亜硝酸化合物，グルタミン酸ナトリウム，フェニルエチルアミン，アスパルテーム）などが指摘されている。

4　commonな鑑別疾患

- 小児救急外来における二次性頭痛ではウイルス性疾患による頭痛（いわゆる感冒，急性上気道炎によるもので，髄膜炎，急性脳炎・脳症など中枢神経感染症は除く）が最多で，ついで頭部外傷の順となっており[6]，それ以外に小学校低学年までは副鼻腔炎，高学年以降では起立性調節障害に注意する[9]。
- 実際には，高血圧の有無，発熱の有無を指標として，見逃してはいけない疾患を除外していく。具体的な鑑別対象疾患については**図2**に示した。

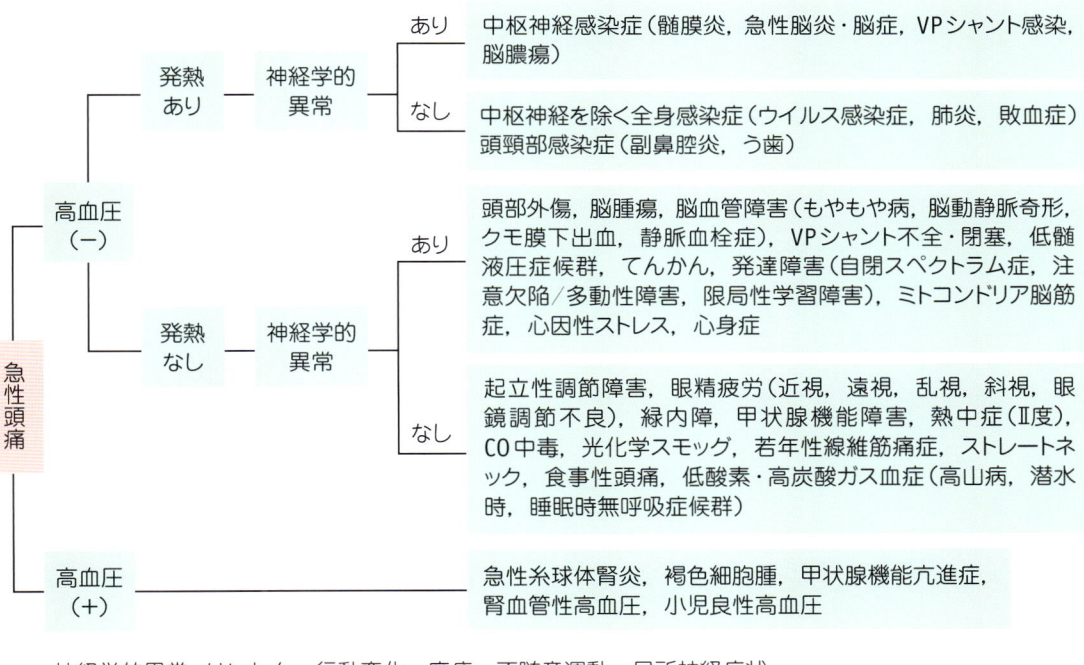

神経学的異常：けいれん，行動変化，麻痺，不随意運動，局所神経症状，
　　　　　　　髄膜刺激症状，脳圧亢進症状，意識障害

高血圧の基準：乳幼児120／70mmHg
　　　　　　　小学生低学年130／80mmHg
　　　　　　　小学生高学年135／80mmHg
　　　　　　　中学生男子140／85mmHg
　　　　　　　中学生女子135／80mmHg
　　　　　　　高校生140／85mmHg以上

図2　小児の二次性頭痛の原因疾患

▌頭部外傷

- ■受傷機転は年齢によって異なり，乳児ではベッドや階段からの転落が多く，学童期から中学生では交通事故や運動中の事故が多い。
- ■小児の外傷は目撃者がおらず受傷機転が明らかでない場合も少なくなく，詳細な問診により受傷機転を推測するとともに頭皮の損傷や出血，皮下血腫，頭蓋底骨折所見（パンダ眼，バトル徴候，鼓室内血腫，髄液鼻漏・耳漏）の有無を確認する。
- ■脳振盪はびまん性脳損傷の最も軽微なタイプで，頭痛，嘔気，めまい，健忘などの症状は一過性で，比較的短期間に回復する。
- ■局所性頭蓋内血腫（特に急性硬膜下血腫）が動脈性出血であれば受傷後分単位で，持続性の静脈性出血であっても24〜48時間以内に意識障害をはじめとする神経学的異常が出現する可能性がある。
- ■頻回の嘔吐に伴う脱水の有無についても確認する。

▌副鼻腔炎

- ■副鼻腔炎による頭痛は急性副鼻腔炎や慢性副鼻腔炎の急性増悪に伴って出現し，ほとんどの場合は発熱と膿性鼻汁・後鼻漏・鼻閉などを伴っている。

▌起立性調節障害

- ■起立性調節障害による頭痛は，①午前中に症状が強く，午後からは軽快すること，②随伴症状（悪心・嘔吐，光過敏，音過敏，臭過敏）が認められないことが，片頭痛とは異なる。

▌心因性頭痛

- ■頭痛の程度や痛む場所が変わりやすい，頭痛の性状が多彩である，訴えのわりに重症感がない，身体所見／検査所見と症状が合わない，曜日や時間によって症状が変動する，学校を休むと症状が軽減する，などの経過は心理的影響を強く疑わせる[11]。

5 外せないrareな鑑別疾患・合併症

▌細菌性髄膜炎

- ■インフルエンザ菌b型・肺炎球菌ワクチンが普及した現在では，B群溶血性連鎖球菌（溶連菌）を除き細菌性髄膜炎の発生は激減したが，本症は罹患すると重篤化しうる

疾患（死亡率1〜3%，後遺症率10〜20%）であることに変わりはなく，初期救急診療での見逃しがないように注意する必要がある。

- 髄膜刺激症状は2歳以上では80%以上に認められるが，患者の半数を占める1歳未満での出現率は約20%にすぎない[12]。乳幼児の発熱＋「not doing well（いつもと様子が違う）」では必ず本症を否定する必要がある。

ウイルス性髄膜炎

- 発熱，頭痛，嘔吐，髄膜刺激症状を特徴として，乳児期から学童期にかけて発症頻度が高い。乳児では発熱，不機嫌が主となるが，年長児では頭痛を強く訴え，前頭部痛が多い。
- 原因ウイルスはエンテロウイルス属（コクサッキーA・B，エコーなど）が80%以上を占め，ついでムンプスウイルスの順で，基本的に良好な経過をとる。

急性脳炎・脳症

- 急性脳炎・脳症はともに発熱，けいれん，意識障害を主症状とするため，中等度以上の意識障害では本人が頭痛を訴えることはできない。
- 急性脳炎は病原体（大半はウイルス）の直接侵襲による一次性脳炎と，病原体の中枢神経への侵入なしに自己免疫機序を介して炎症を起こす二次性脳炎（急性散在性脳脊髄炎）に大別される。
- 急性脳症は神経細胞の代謝障害で，その基本病態は脳浮腫である。5歳以下の乳幼児に多く，ウイルス感染［インフルエンザウイルス，human herpesvirus 6（HHV6），ロタウイルス］を先行感染とすることが多い。

脳腫瘍

- 稀ではあるが，緊急を要する。小児の脳腫瘍はテント下正中に発生することが多く，テント下腫瘍は髄液の通過障害を起こしやすいので，早期から水頭症による頭蓋内圧亢進をきたして脳ヘルニアを合併しやすい。
- テント下の病変は頭蓋骨の影響でCTでは描出されにくい場合があり，MRIの水平断だけでなく，冠状断，矢状断が診断に有用である。しかし，頭蓋内圧亢進症状（夜間や早朝の頭痛，くしゃみ・咳・頭を動かすことで増強する頭痛，嘔吐，徐脈，うっ血乳頭）を認める場合は緊急CTで脳室拡大の有無をまずチェックする。

脳血管障害

- 脳動静脈奇形の出血では片側性けいれん重積で救急搬送されることが多い。
- もやもや病の発症年齢は4〜6歳と30〜40歳をピークとする二峰性分布を示す。小

児期のもやもや病では一過性脳虚血発作(transient ischemic attack；TIA)，脳梗塞などの虚血症状を呈することが多く，成人例では30〜40％で頭蓋内出血を認める。ただし，臨床症状が頭痛のみの場合もあり，片頭痛様の強い頭痛であることが多い。MRIでは梗塞像を，MRAでは内頸動脈終末〜前・中大脳動脈近位部の狭窄または閉塞病変と大脳基底核部，脳底部などに異常血管網(もやもや血管)を認める。

- 急性発症の雷鳴頭痛ではクモ膜下出血を疑う。CTでわかりにくいクモ膜下出血では髄液検査により血性髄液を確認する。

低髄液圧症候群

- 髄液産生低下による頭痛は夏場に運動して水分補給が少ないときに出現し，頭痛は臥位になると軽減する。点滴により速やかに改善する。
- 髄液漏出による頭痛は交通事故，軽微な外傷，柔道・整体・ヨガなどで首や体幹をねじることをきっかけに出現することがあり，臥位でも頭痛は改善しない。頭痛以外に項部痛，めまい，耳鳴り，嘔気，視覚障害，集中力低下など多彩な症状を呈してくる。しかし，きっかけが不明で診断に苦慮する場合も少なくなく，長期化した場合は難治化する。

てんかん

- てんかん児は片頭痛を合併しやすいが，発作の前兆として頭痛を訴えることもある(Panayiotopoulos症候群)。
- 頭痛自体がてんかん発作である可能性もありうるが，その場合は発作時脳波によっててんかん性放電を確認する必要があり，診断は困難なことが多い。

高血圧

- 稀ではあるが，案外見逃されることが多く，初診時のバイタルサインの評価は不可欠である。
- 急性糸球体腎炎，褐色細胞腫，甲状腺機能亢進症，腎血管性高血圧，小児良性高血圧などの可能性について鑑別診断を進める。

代謝・内分泌疾患

- 低身長で頭痛・視力障害などを反復する場合はミトコンドリア脳筋症(mitochondrial myopathy, encephalopathy, lactic acidosis, and stroke-like episodes；MELAS)の可能性を考慮する。
- 甲状腺機能障害(機能亢進，低下いずれの場合でも)は頭痛の悪化要因になる場合が多い。

眼科的疾患

- 成人と同様に，眼精疲労〔屈折異常（遠視，近視，乱視）やこれに伴う調節反応，斜視などの眼位異常（特に間欠性外斜視），眼鏡過矯正，眼筋麻痺など〕が関連痛として頭痛を惹起する[13]。特に年少児では放散痛が強い，または痛みの部位がはっきりしないことから眼痛自体よりも頭痛を主訴とする場合もある。
- 小児では緑内障に伴う頭痛は稀だが，頭痛や眼痛がないことは眼圧上昇を否定する理由にならない。

歯科的疾患

- 乳歯のエナメル質と象牙質の厚さは永久歯の半分程度であり，う歯（口腔常在菌による感染症）は容易に歯髄に達し，歯痛に加えて頭痛や顔面痛といった関連痛を引き起こす場合がある。

パールメッセージ

- ▶ あらゆる年齢において，器質的疾患による二次性頭痛を見逃さないように注意することが何よりも重要である。
- ▶ 時間経過から二次性頭痛が明らかになる場合もあるため，帰宅時には以後も頭痛が持続，増悪するときは速やかに再診するよう指示しておくべきである。
- ▶ 全身状態や機嫌を考慮しながら子ども自身の訴え（自覚症状）の客観的な評価を心がけるとともに，保護者の訴えも傾聴することにより児の痛みの本質を見きわめるという姿勢が不可欠である。

文 献

1) 慢性頭痛の診療ガイドライン2013. 日本神経学会・日本頭痛学会，監. 慢性頭痛の診療ガイドライン作成委員会，編. 医学書院，2013, p6-8.
2) 山中　岳，他：小児内科. 2016；48(8)：1137-9.
3) 斎藤義朗：小児内科. 2016；48(8)：1088-91.
4) 東山ふき子，他：小児内科. 2016；48(8)：1104-5.
5) 藤田光江，他：日小児会誌. 2001；105(5)：576-83.
6) 慢性頭痛の診療ガイドライン2013. 日本神経学会・日本頭痛学会，監. 慢性頭痛の診療ガイドライン作成委員会，編. 医学書院，2013, p281-3.
7) Lateef TM, et al：Pediatrics. 2009；124(1)：e12-7.
8) 白石秀明：小児内科. 2016；48(8)：1181-3.
9) 桑原健太郎：小児内科. 2016；48(8)：1092-3.
10) 藤本伸治：小児内科. 2016；48(8)：1098-100.
11) 小児心身医学会ガイドライン集. 改訂第2版. 日本小児心身医学会，編. 南江堂，2015, p11.
12) 長村敏生，他：京都医会誌. 2015；62(1)：21-9.
13) 野村耕治：小児内科. 2016；48(8)：1207-9.

02 無熱性けいれん

天本正乃

■ **知っておくべきポイント**

▶ 無熱性けいれん＝てんかん，ではない。年齢特異性を理解し，それがてんかん性か非てんかん性かを判断すること，てんかんではない場合にはどのような疾患を疑い，どのような検査を行うかを知っておくことが重要である。

▶ 無熱性けいれんが持続あるいは群発している場合，虐待も含めた頭部外傷や脳血管障害，代謝性疾患なども念頭に置く。

▶ けいれん直後に無熱であっても2時間以内に発熱を認めれば，熱性けいれんとして扱うことが多い。

▶ 真のけいれんが重積しているかを正確に判断し，鎮痙を目的とした的確な標準的治療を行う。

■ **専門医へ紹介すべき事象**

▶ てんかんの診断のもと，2種類の抗けいれん薬を駆使してもコントロールがつかない場合。

▶ けいれんに加え精神運動発達遅滞，自閉症，退行現象，奇形症候群を合併，また頭蓋内病変（脳血管障害，脳腫瘍，脳炎，脳症など），代謝性疾患を疑わせる症状・検査所見を認めた場合。

▶ 虐待を疑う場合にも専門医に相談して，社会体制に組み込むようにしておいたほうがよい。

1 これだけは知っておきたい小児救急診療のknack！

■ 搬入時にけいれんが止まっているかどうかを見きわめることが第一である。持続している可能性があればバイタルサイン安定を確認後，短時間でも発作時脳波をとることが望ましい。

■ 搬入時にけいれんが止まっていても，血液検査で代謝性アシドーシス，高二酸化炭素血症，高乳酸血症，高血糖を認めた場合はけいれん重積であった可能性が高い。反対にその所見がなければ真のけいれん重積であった可能性は低い。

- けいれんで搬送されてきたとき，てんかんの既往，抗けいれん薬の服用履歴を確認することが大切である。また，指示通り内服できていたかどうかは搬入時の抗けいれん薬の血中濃度を測定することによって推定できる。てんかん患者の怠薬によるけいれん再発の頻度は非常に高い。
- てんかん患者の2～20％が心因性非てんかん発作を合併する。
- 乳幼児で数分内の無熱性けいれんが群発しその合間の意識レベルが正常な場合，軽症嘔吐・下痢に伴うけいれんの頻度が高い。

2 確診のための基本知識

新生児期と乳児期早期（生後2カ月）

- 新生児けいれんは，重篤な中枢神経疾患の症状である場合と，生理的反射で経過をみてよい場合とに分かれ，新生児においててんかんは稀である。新生児期の代表的なけいれん発作は**表1**を参照[1]。
- 新生児けいれん発作の原因は**表2**を参照[2]。

表1 新生児期の代表的なけいれん発作

発作型		症状	頻度	てんかん性か否か
1. 微細発作			多い	
	眼球異常運動	眼振，連続的瞬目，持続性開眼，眼球偏位，不規則な眼球運動	多い	非てんかん性
	口舌頬部自動症	吸啜様異常運動，舌の挺出，咀嚼運動，険しい表情	多い	非てんかん性
	体肢自動症	ペダル漕ぎ，ボクシング動作，クロールのような動き	多い	非てんかん性
	自律神経系の変動	血圧上昇，頻脈，徐脈，無呼吸，多呼吸，唾液分泌増加	多い	非てんかん性*
2. 焦点性（局所）間代発作		上肢，下肢，顔面などの律動的な筋収縮。限局，移動，両側非同期性もありうる	多い	てんかん性
3. 焦点性（局所）強直発作		単一の四肢・体幹の非対称的な姿勢，眼球偏位が持続	稀	てんかん性
4. ミオクロニー発作		短時間の筋攣縮で単発性，不規則に出現。刺激により誘発されるものは脳波異常を認めない	多い	両方
5. 全般性強直発作		伸展位も屈曲位もあり，四肢・体幹・顔面の対称的な強直発作。重大な脳障害を示唆	多い	非てんかん性
6. スパズム		シリーズ形成し頭部や四肢を屈曲させびくっと動かす短い強直発作，その後弛緩	稀	てんかん性

＊無呼吸発作。てんかん性のことがある。

（文献1を参考に作成）

表2 新生児けいれんの原因

低出生体重児	低酸素性脳症（最多）
頭蓋内出血	脳室内出血，クモ膜下出血，脳内出血など 凝固異常〔播種性血管内凝固症候群（DIC），第XIII因子欠乏，血友病など〕 外傷〔虐待，AHT*（shaken baby syndrome），転落など〕
脳梗塞	特発性 脳血管異常
感染	髄膜炎，脳炎（細菌性・ウイルス性） 敗血症
脳奇形	脳形成異常（滑脳症，多小脳回，全前脳胞症など） Aicardi症候群，先天性水頭症
代謝異常	低血糖（未熟児，巨大児，母体糖尿病，仮死） 低カルシウム血症（未熟児，副甲状腺機能異常） 電解質異常（低マグネシウム，ナトリウム，水中毒など）
先天性代謝異常の疾患	アミノ酸代謝異常，有機酸代謝異常 高アンモニア血症をきたす疾患 ミトコンドリア異常症，ペルオキシゾーム病 ビタミンB_6代謝異常症
てんかん	良性家族性新生児けいれん 悪性てんかん症候群（大田原症候群，早期ミオクロニー脳症）
中毒	虐待，母体薬物中毒

＊abusive head trauma（虐待による頭部外傷）

（文献2を参考に作成）

■非てんかん性発作として以下が挙げられる[3]。

無呼吸（apnea）

■新生児にみられる無呼吸（15秒以上）はてんかんである可能性は低い。低酸素性脳症，脳室内出血，中枢神経系感染症，低血糖症，薬剤性など検索が必要である。同時に開眼，偏視，口部運動，頻脈，高血圧を認めれば，てんかんを考慮する。

良性新生児睡眠ミオクローヌス

■生後数週で睡眠中に限り現れ，3カ月以内に消失。ほぼ両側対称性のミオクローヌスが上下肢に現れる。脳波，神経発達ともに正常である。

過剰驚愕症

■不意の刺激に対して過剰に持続的に発症し，体が強直して呼吸を止める。グリシン受容体の遺伝子異常が報告されている。

発作性強直性眼球上転

■両眼球を上転させ，それを補塡するかのように頸を屈曲させる動作。シリーズ形成はなく他の神経学的異常所見はない。水平運動は正常で意識は保たれており，発熱時は症状が悪化することがある。

乳児期後期（生後3〜12カ月）

- 乳児期後期はけいれんが起こりやすい時期である。またてんかんと紛らわしい行動・動作もよくみられる。
- この時期のてんかんには良性てんかんに加え年齢依存性の難治性てんかん症候群があり，早期の治療介入が必須で，知識を持っておく必要がある。

West症候群

- てんかん性スパズム（epileptic spasms；ES）として分類され，四肢の数秒の筋攣縮（坐位では頭部前屈）がシリーズ形成して日に何度も出現することが特徴であり，脳波上特徴的なヒプスアリスミアを確認することで比較的容易に診断できる。副腎皮質刺激ホルモン（adrenocorticotropic hormone；ACTH）療法が一時的に効果的なこともあるが，けいれんは難治で，知的予後は一般に不良である。

Dravet症候群（乳児重症ミオクロニーてんかん）

- *SCN1A*遺伝子のヘテロ変異が高率に認められ，遺伝子診断も可能になってきた。感染や原因不明の発熱，入浴，予防接種によって発作が容易に誘発され，そのたびけいれん重積をきたすことで疑われる。当初，脳波異常は認められず，とにかく頻回の熱性けいれん重積として扱われていることが多い。けいれんは非常に難治で，精神発達予後もきわめて不良である。また，けいれん性突然死の原因疾患としても頻度が高く有名である。

良性乳児部分てんかん

- 家族内発症が比較的多く，生後6カ月までに発症し1歳に達するまでに発作消失することが多い。意識減損，眼球偏位，チアノーゼ，二次性全般化発作が数分持続し，初回発作のときには同日群発することが多いが重積は少ない。特徴的な検査所見はなく，治療効果をみて除外診断する。

幼児期

- 幼児期の状況関連性発作のうち，最も頻度が高いのは熱性けいれんであり，次に多いのは軽症下痢に伴うけいれんである。この時期にはてんかんの発症率も高く，Lennox-Gastaut症候群，ミオクロニー脱力発作を伴うてんかん，Panayiotopoulos症候群などがある。

軽症下痢に伴うけいれん

- 軽度の胃腸炎症状から1〜2日で無熱性けいれんを起こし，大抵群発する。けいれんの間の意識は清明であり重積することはない。血液検査，髄液検査，画像検査で異常はなくカルバマゼピン（CBZ）（5〜7mg/kg）1回投与で十分効果がある。

Lennox-Gastaut症候群

- 強直発作が最も多く，非定型欠神発作，脱力発作，ミオクロニー発作（筋肉の瞬間的不随意収縮）と多彩な組み合わせで発作を認める。脳波上睡眠時のrapid rhythmが特徴的と言われ，West症候群に続発することもあるが原因は様々である。発作はきわめて難治で神経学的予後も不良である。

ミオクロニー脱力発作を伴うてんかん（Doose症候群）

- 起立から尻餅をつく動作の繰り返しで気づかれることが多い。ミオクロニー発作，脱力発作，ミオクロニー脱力発作が多く認められ，バルプロ酸ナトリウム（VPA）が効果的なことがある。精神発達予後は様々である。

Panayiotopoulos症候群

- 突然の嘔吐を中心とする自律神経症状を始まりとし，経過中に意識消失しけいれんが起こる。多くは睡眠中に発症する。半数は自律神経性てんかん重積状態となり睡眠後に回復する。診断は脳波上，多焦点性棘波を認め，後頭葉優位のことがやや多い。発達は正常である。

小児期

- けいれんを主訴に受診した場合，幼児期に比較し，てんかんを疑う頻度が高くなる。失神，神経調節障害，心因性発作などの頻度も高くなる。

中心・側頭部に棘波を持つ良性小児てんかん（benign childhood epilepsy with centrotemporal spikes；BECTS）

- 小児のてんかんで最も頻度が高く，半数以上は寝入りばなに起こる。顔面の運動・感覚発作（舌鼓，よだれなど）に引き続き，二次性全般化発作が通常2〜3分持続する。脳波にて中心・側頭部［中心溝（Rolando溝）］にてんかん焦点を持つ棘波が徐波を伴って出現する。発作を繰り返す場合はCBZで予防開始することが多く，発作，神経学的予後は良好である。

小児欠神てんかん

- 女児に多く遺伝性素因を強く認める。突然始まり突然終わる意識障害をきたす発作で，瞬間動作が止まり，10秒前後で発作終了と同時に再開される。転倒することはなく日に数十回起こることもある。脳波にて3〜4Hz全般性棘徐波がみられ，過呼吸によって誘発される。VPA，エトスクシミド（ESM），ラモトリギン（LTG）が有効である。

若年ミオクロニーてんかん

- 思春期にみられるミオクロニー発作は必発で，全般性強直間代性発作や欠神発作を伴うこともある。朝，髪を梳かすときにブラシを落とす，食事中にコップを落とすなどが繰り返されて気づかれることも多い。脳波は全般性多棘徐波複合と言われているが

典型的な異常が出にくく，診断に際しては注意が必要である。VPAが第一選択薬である。

3 pitfallを回避するためのスキル

■ 心因性非てんかん性発作

- 以前は偽発作と呼ばれていた。思春期の女性に多く，軽度の知的障害児や難治性てんかん患者にみられやすい。真のてんかん発作に比較すると持続時間が長く，時に1時間近くに及ぶこともあるが本人は周囲の状況を把握していることも多い。バイタルサインに異常が現れることはなく自然に休止する。
- 発作時ビデオ脳波が有用である。難治性てんかんの30%に併発するという報告もあり，鎮痙のため抗けいれん薬過剰投与にならないように注意が必要である。
- 観察のポイントを**表3**[4]に示す。

表3　心因性発作とてんかん発作の鑑別

	心因性発作	てんかん発作
好発年齢	15～35歳に好発（乳児・幼児は身体因性の非てんかん発作が多く，心因性は少ない）	小児・思春期に好発
性別	女性に多い（男性の3倍）	性差なし
誘発因子	性的・身体的虐待，軽度頭部外傷，うつ病，軽度の知能障害	ストレス，睡眠不足，長時間のテレビゲーム・パソコンなど
発作の形態	左右非同期性・非対称性の不自然な動き，頭部の横揺れ，腰振り，体を弓なり，持続的閉眼	左右同期する全般性強直発作
発声	啼泣，叫び声を上げる	絶叫することもあるが，ほとんどが発語しない
失禁	稀	しばしば
持続時間	遷延し数十分以上持続することもある	5分以内
意識	発作中意識があることが多い。人の目がある環境で起こりやすい	意識消失。場面を選ばず出現
チアノーゼ	なし	出現

（てんかん鑑別診断学．Kaplan PW, 他編，吉野相英，他訳．医学書院，2010，p289を参考に作成）

■ 非けいれん性てんかん重積状態 (non-convulsive status epileptics；NCSE)

- 見た目はてんかん発作を認めないが意識の変容・消失や動作停止，緩慢な動きなどが持続する状態。脳波が不可欠であり欠神発作重積の場合は3Hz前後の両側同期性棘徐波が持続し，複雑部分発作重積の場合には棘波，棘徐波，徐波が持続し抗てんかん

薬投与により脳波異常とともに臨床症状も回復する[5]。

失神

- 一過性の脳虚血による失神は意識障害をきたし，全身強直性けいれんを伴うことがあるため，てんかんと見誤りやすい。原因としてはQT延長症候群や神経調節障害がよくみられる。

4 commonな鑑別疾患

百日咳

- 生後3カ月以前（特に新生児）の百日咳の乳児は咳嗽がなく，無呼吸とそれに伴うチアノーゼを繰り返し，てんかんと間違われることがある。新生児の無呼吸発作をみたら百日咳抗体価を提出することが望ましい。

憤怒けいれん

- 泣き入り引きつけとも言い，生後6カ月〜2歳くらいの乳児に起こりやすい。激しい啼泣時に呼気のまま呼吸停止してチアノーゼが出現し，眼球上転，意識消失に至るチアノーゼ型と，急な痛みや驚愕により迷走神経の一過性過緊張を引き起こし，脳血流低下をきたしてほぼ泣く間もなく突然蒼白，意識消失し，ぐったりとなる蒼白型がある。両タイプが共存することもあるが，いずれもあえぎ呼吸をしながら自然回復する。5〜6歳で自然に消失する。鉄欠乏との関連が言われている[6]。

乳児自慰

- 生後3カ月〜3歳頃の乳幼児の女児に比較的多くみられる。唸り声のような発声，荒い息，顔面紅潮，下肢交差伸展，会陰部を押しつける姿勢などで気づかれる。意識消失はなく途中でやめさせられる。

睡眠随伴症

- 前頭葉発作は睡眠中に群発する傾向があり，非典型的で不自然，奇怪な発作症状を呈する。入眠中に急に起き上がっておびえたり，泣き出したり，歩き回ったりを頻回に繰り返すことがあり，夜驚症と診断されていることも多く注意が必要である。
- てんかん発作と見分けにくい睡眠障害[7]を**表4**に示す。

表4 てんかんと鑑別を要する睡眠障害・睡眠随伴症

	睡眠障害・睡眠随伴症	てんかんとの鑑別
夜驚症 （睡眠時驚愕症） :sleep terror	5〜7歳頃に発症し，思春期頃には自然に軽快することが多い。入眠後数時間して大声を出し起き上がったり，泣きわめいたり，走り回ったりし，慰めても変わらない。 5〜10分程度で終わることが多く，瞳孔散大・発汗・頻脈・呼吸促迫などの自律神経症状を伴うこともある。	他の運動症状併発。長時間に及び，一晩で何回も起こる。よだれ・咬舌を伴う。
夢遊症 （睡眠時遊行症） :somnambulism	5歳頃に発症し，12歳頃が最も多く自然に軽快する。 入眠後数時間して起き上がって歩き回ったり，戸外に飛び出したりといった徘徊が主症状。 15〜30分以内に消失するが本人は覚えていない。	外傷・口唇裂傷・筋肉痛を伴う場合は脳波・ビデオ脳波記録を行う。
睡眠時ひきつけ :sleep starts	寝付くときに身体がピクッとする。 良性入眠時ミオクローヌスとも呼ばれ入眠時にのみ現れ，他の徴候を伴わない。	
ナルコレプシー :narcolepsy	① 睡眠発作（日中の過度の眠気） ② 情動脱力発作（大笑い，驚き，怒りを体験した際に脱力発作に引き続いて入眠する） ③ 入眠時幻覚（睡眠発作時や夜間入眠時に鮮明な幻覚をみる） ④ 睡眠麻痺（入眠時に開眼し覚醒しているが随意筋を動かせない）:10〜20歳代に多く出現。遺伝子異常が確認されており，髄液オレキシンの濃度の上昇を認める。	睡眠潜時反復検査を行う。メチルフェニデート塩酸塩が効果あり。

（てんかん鑑別診断学．Kaplan PW, 他編, 吉野相英, 他訳．医学書院, 2010, p242 を参考に作成）

5 外せないrareな鑑別疾患・合併症

笑い発作をきたす疾患

- 笑い発作をきたすことのある側頭葉てんかん・前頭葉てんかんとは別に，見逃しがちな疾患がある。

視床下部過誤腫

- 視床下部に発生する異所性形成異常であり，過誤腫そのものがてんかん原性を持ち，笑い発作が特徴的でそれ以外にも多彩な発作型を持つことが知られている。笑い発作は平均して2歳頃に発症するが，生まれたときからクスクス笑いがあることに気づかれていることがある。笑い発作には様々なタイプがあり，強迫的な笑い表情，ニヤリとするだけのもの，声をあげて笑うもの，楽しいはずがない場面で苦しそうに隠れて笑うなど，ほとんどが日単位で，発作の数が多く，精神障害，思春期早発症を合併していることも多い。治療は定位温熱凝固術が勧められている。

Angelman syndrome

- 生後6カ月頃より精神運動発達遅滞に気づかれ，知的障害は最重度で，有意語の獲得

は稀である。てんかんの合併は80%程度であり，乳児期に熱性けいれんとして発症する場合が多く，その後，無熱性発作がみられる。てんかん発作は全般発作が多いが，意識消失発作や部分発作もみられる。特徴的な脳波異常（広汎性高振幅徐波，前頭部優位の3相波，前頭部もしくは後頭部優位の棘徐波複合）を認める。

- 容易に引き起こされる笑いで疑われ，そのほか多動や旺盛な好奇心，水やビニールなどキラキラしたものに対する興味がみられる。乳児期から幼児期に睡眠障害の合併が多く，尖った下顎と大きな口の特徴的な顔貌を示す。
- 15番染色体q11-q13に存在する母性発現遺伝子 *UBE3A* の機能喪失により発症することがわかり，遺伝子検査で診断できるが，治療はけいれん予防薬や側彎対策といった対症的な治療のみである[8]。

▍発作性運動誘発性舞踏アテトーゼ(paroxysmal kinesigenic choreoathetosis；PKC)

- 運動によってアテトーゼ，舞踏病，ジストニーなどの不随意運動が引き起こされる。四肢が中心で体幹に及ぶことはなく意識はなくならない。日に100回以上も起こることもあるが，成人になると回数が減少することが多い。発作間欠期は神経学的異常を示さず脳波も画像検査も正常である。少量のCBZが奏効する。

▍オプソクローヌス・ミオクローヌス (opsoclonus-myoclonus) 症候群

- 乳児期後半〜幼児期早期にかけて出現する不規則な異常眼球運動 (dancing eyes)，四肢のミオクローヌス，小脳失調を主徴とし，神経芽細胞腫を合併することが多い。水痘などのウイルス感染が引き金となることがある。自己免疫性神経筋症候群の1つと言われており，副腎皮質ステロイドが有効なことが多いが，一般的に70〜80%は長期的に神経学的，認知，行動，発達，および学習障害を持ち続けるとされている。

▍発作性強直性眼球上転

- 生後1年以内に発症し，眼球の上方偏位とそれを補填するかのように顎を下げ，頸を曲げるような姿勢変化がある。水平方向の眼球運動は正常で意識の減損はない。睡眠によって改善することが多く成長とともに減っていくと言われているが，運動失調や精神発達遅滞が合併するとの報告もある。

▶乳幼児の抗ヒスタミン薬，抗アレルギー薬はけいれんを誘発する可能性があるので，投与に関しては注意が必要である。

▶「てんかん」という病名はネガティブな印象を与えがちであり，一生治らない，知的障害を伴うなど誤った認識を持たれていることも多い。急患室で初対面の患者にいきなり疑い病名を告げるといったことはせず，患者とその家族が前向きに人生を歩んでいけるような病気に対する正確な知識，ともに立ち向かう姿勢をゆっくり伝えなければいけない。

文 献

1）新生児発作．フローチャートでわかる小児てんかん診療ガイド．大塚頌子，編．診断と治療社，2011, p75.
2）天本正乃：内科医・小児科研修医のための小児救急治療ガイドライン．改訂第3版．市川光太郎，編．診断と治療社，2015, p156-7.
3）Kaplan PW, 他編, 吉野相英, 他訳：てんかん鑑別診断学．医学書院, 2010, p92-7.
4）Kaplan PW, 他編, 吉野相英, 他訳：てんかん鑑別診断学．医学書院, 2010, p289-90.
5）三牧正和：小児科臨床ピクシス 3 小児てんかんの最新医療．改訂第2版．岡 明, 編．中山書店，2014, p274-7.
6）新生児発作．フローチャートでわかる小児てんかん診療ガイド．大塚頌子，編．診断と治療社，2011, p99-100.
7）Kaplan PW, 他編, 吉野相英, 他訳：てんかん鑑別診断学．医学書院, 2010, p242-5.
8）難病情報センター：アンジェルマン症候群（指定難病201）．（2017年7月閲覧）
http://www.nanbyou.or.jp/entry/4772

03 有熱性けいれん

石橋紳作

石橋紳作

■ 知っておくべき
ポイント

▶ 有熱性けいれんの頻度は高く，救急医のみならず開業医を含めた多くの医師がその診療に関わっている。

▶ 原因としては熱性けいれんが最多であるが，近年その対応には大きな変化がみられ，特に髄液検査に関しては適応が限られるようになった。

▶ 鑑別すべき疾患には化膿性髄膜炎，脳炎・脳症など重篤な疾患があり，来院時は院内に数時間滞在させ，状態の経時的変化を観察することが重要である。

■ 専門医へ
紹介すべき事象

▶ 複雑型熱性けいれんの因子（後述）を認める場合には，入院経過観察を勧めている。

▶ 意識レベルの回復が遅い，髄膜刺激症状，大泉門膨隆など中枢神経感染症を疑う所見を認める場合。

▶ 全身状態不良など，発熱の原因が重症細菌感染症（serious bacterial infection；SBI）を疑う場合。

▶ けいれんに対する保護者の不安が強い場合。

1 これだけは知っておきたい小児救急診療のknack！

■ 受診時は必ずバイタルサインをチェックし，けいれんが止まっているかどうかを確認する。

■ けいれん持続と判断した場合には，早急に抗けいれん薬による止痙処置を行う。

■『熱性けいれん診療ガイドライン2015』（以下，GL2015）では薬剤投与を開始する目安として，持続時間5分以上としている[1]。

■ 薬剤としてはわが国ではジアゼパム，ミダゾラム，ホスフェニトインナトリウム水和物，フェノバルビタールなどの記載が多い。

抗けいれん薬の種類

ミダゾラム

- 当院ではミダゾラムを第一選択薬として静注または筋注を行っている。ミダゾラムは鼻腔内・口腔内投与も可能であるが，分泌物の影響を受けやすいと考えられ選択していない。静脈路の確保がスムーズであれば静注を，乳児などで静脈路確保がすぐに困難な場合には筋注を施行する。筋注は大腿中央部の前外側に施行し，筋注後同部位を20～30秒間揉むことにしている。

- ミダゾラムには10mg/2mL製剤（ドルミカム®）と10mg/10mL製剤（ミダフレッサ®）があり，筋注の場合には前者を用いるが，けいれん重積に対しては保険収載がないことに注意が必要である。ミダゾラム投与を繰り返しても止痙しない場合にはホスフェニトインナトリウム水和物（ホストイン®）やフェノバルビタール（ノーベルバール®）などのセカンドライン薬へ移行する。

その他の薬剤

- ホスフェニトインナトリウム水和物の利点は意識レベルに影響を与えないことであるが，適応は2歳以上に限られている。熱性けいれんが好発する年齢と重なっており，使いにくい場合がある。

- フェノバルビタールには年齢制限はないが，鎮静作用が強く，止痙後の意識レベル評価が困難になるという欠点がある。

- 当院における抗けいれん薬使用法の概略を**表1**に示した。

表1 当院における抗けいれん薬の使い方

I-1. けいれん発作	●ミダゾラム静注0.15mg/kg（注入速度1mg/分を目安） 静脈路確保困難な場合，ミダゾラム筋注0.3mg/kg（10mg/2mL製剤を使用），大腿中央前外側。20～30秒間ほどよく揉む
I-2. けいれん持続	（静注では5分後，筋注では10分後に判定） ●ミダゾラム静注追加0.1～0.3mg/kg
II. 5～10分後， けいれん持続	●ノーベルバール®またはホストイン®静注 ノーベルバール®250mg/V 　生食または注射用水25mLに溶解し（1mL＝10mg），1.5～2.0mL/kg（15～20mg/kg）を10分以上かけてゆっくり静注 ホストイン®750mg/10mL/V 　生食または5％ブドウ糖液20mLを加えトータル30mLとする（1mL＝25mg） 0.9mL/kg（22.5mg/kg）を0.12mL/kg/分または6mL/分の，どちらか低いほうを超えない速度でゆっくり静注（通常10分程度）
III. さらにけいれん 持続	（目安として，ノーベルバール®では静注終了時に，ホストイン®では静注終了10分後にけいれん持続を判定） ●イソゾール®3～5mg/kgを3～5分かけて静注。呼吸管理が必要

（北九州市立八幡病院小児救急センター）

▌nonepileptic twilight state with convulsive manifestations (NETC)

- 熱性けいれん後に四肢の筋トーヌス亢進や眼球偏位，複雑部分発作様の持続的な体動を認める場合があり，けいれんが重積しているのか判断に苦慮することがある。Yamamotoはそのような状態をNETC (nonepileptic twilight state with convulsive manifestations)として報告し，臨床脳波学的にけいれん重積とは区別した[2]。
- NETCと真の重積状態との鑑別を確実に行うためには脳波測定が必要であるが，奥村は臨床上の鑑別点として以下の3点を挙げている[3]。
  ① 真の重積状態の場合は開眼しているが，NETCではしばしば閉眼している。
  ② 真の重積状態ではけいれんは律動的かつ持続的で一定のリズムを示すが，NETCではしばしば断続的かつ非律動的である。
  ③ 真の重積状態ではしばしばチアノーゼを伴うが，NETCではチアノーゼを欠くことがある。
- 『Nelson Textbook of Pediatrics』20版にも「if the patient does not recover immediately from a seizure, then an EEG can help distinguish between ongoing seizure activity and a prolonged postictal period, sometimes termed a nonepileptic twilight state」との記載がある[4]。
- 当院では2016年よりポータブル脳波検査(EEG)を導入し，けいれん児をより客観的に評価することが可能となった。NETCを鑑別することは過剰な抗けいれん薬投与の予防につながる。

2 確診のための基本知識

- 有熱性けいれんのほとんどは感染症である。けいれんの有無によるSBIの頻度は変わらないと考えられており，意識レベルがきちんと回復していれば，けいれんがない発熱患者の評価と大きな違いはない。
- 1996年の米国小児科学会ガイドラインでは，1歳以下の乳児では強く髄液検査が推奨されていた[5]。その後の研究により2011年のガイドラインでは髄膜炎を疑う症状がある場合に施行し，Hib (*Haemophilus influenzae* type b)，肺炎球菌ワクチン未接種の6〜12カ月児では髄液検査を検討するとの推奨に変更された[6]。
- わが国でも同様にGL2015において，髄液検査をルーチンに行う必要はなく，髄膜刺激症状，30分以上の意識障害，大泉門膨隆など細菌性髄膜炎をはじめとする中枢神経感染症を疑う所見を認める例では髄液検査を積極的に行うとされた[1]。
- また，血液検査においても同様にルーチンに行う必要はないと記載されたが，有熱性

けいれんで受診する児は39℃以上の高熱のことが多く，SBIの可能性を常に念頭に置きながら診療にあたる。

- SBIを鑑別していく上でHib，肺炎球菌ワクチン接種歴を必ず聞いておく。全身状態が重篤でない児であっても接種歴がなく，体温が39℃以上かつ熱源が不明な場合には血液培養を含めた血液検査，検尿を施行する。

3 pitfallを回避するためのスキル

- 有熱性けいれん児は救急車にて来院することが多い。けいれんが数分間で止まり，意識が回復していても保護者は慌てていることが多く，救急車や病院の慣れない雰囲気と相まって患児も通常不機嫌である。医師にとっては全身状態の評価が困難なことがあり，当院では実際には不要と思われる血液検査が施行されることが多かった。ベテラン医師と研修医の間でも検査施行率に大きな差が認められた。
- GL2015刊行後は初期対応を見直し，まずは数時間の院内滞在を原則とした。来院時には時間間隔があいていればアセトアミノフェンを使用，1時間後に小児早期警告スコアリングシステム（pediatric early warning scoring system；PEWSS）によるバイタルチェックを行い，全身性炎症反応症候群（systemic inflammatory response syndrome；SIRS）バイタルと判断されれば血液培養を含めた血液検査を考慮している[7]。
- 当院における有熱性けいれん初期対応のアルゴリズムを**図1**に示した。
- 入院の適応は，①複雑型熱性けいれん因子（後述）の3項目中1つでも当てはまる場合，②中枢神経感染症の否定が困難な場合，③発熱の原因疾患が中等症以上，④保護者の不安が強い場合，などとしている。夜間帯受診の場合には自然睡眠と意識障害の鑑別が困難なことがあり，1泊入院を勧めることが多い。

単純型熱性けいれんにおけるジアゼパムの使用

- 単純型熱性けいれんと考えられる症例に対して，発作後にジアゼパム坐薬を使用するか否かについてはコンセンサスがない。Hirabayashiらは熱性けいれんにて受診した203例について，ジアゼパム使用の有無による同一発熱期間中の再発率の違いを検討した[8]。使用群の再発率95例中2例（2.1％）に対し，不使用群の再発率は108例中16例（14.8％）と有意差を認め，ジアゼパム坐薬の有効性が示された。
- 当院で行った熱性けいれん児の検討[9]では，2014年7月〜12月までの6カ月間に熱性けいれんを起こして受診した248名中，同一発熱期間内で再発した症例は30例（12.1％）であった。初回けいれんから再発までの時間に関しては，80％以上が初回

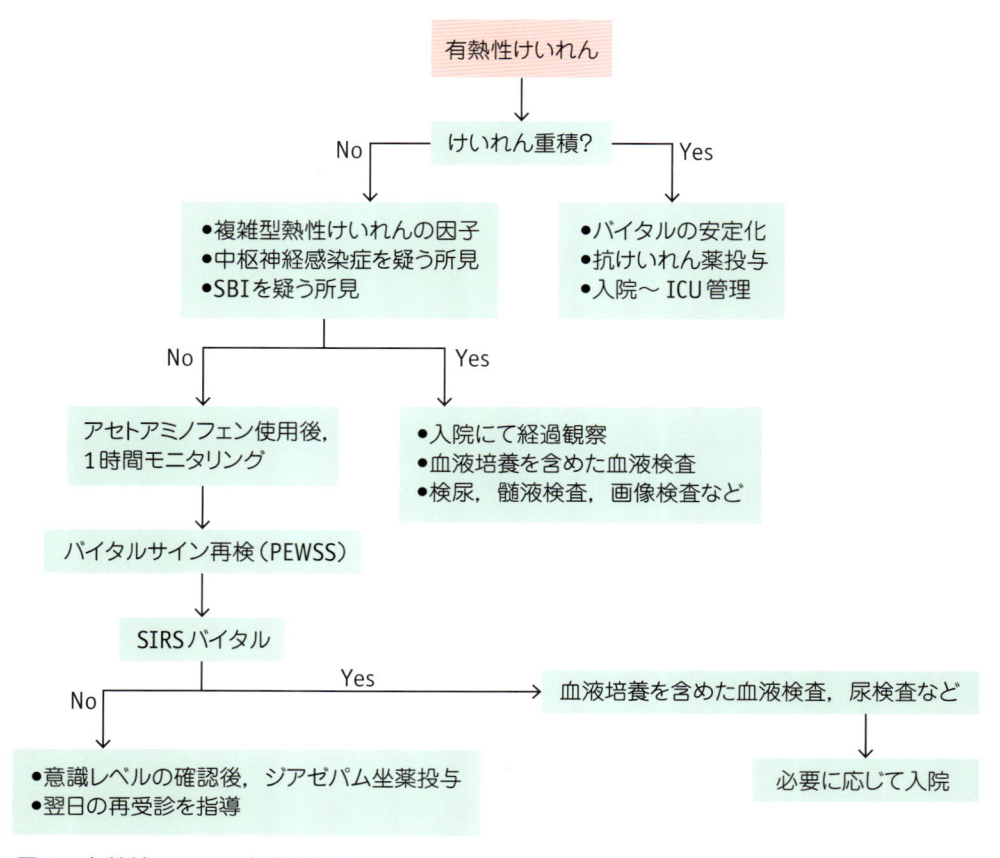

図1 有熱性けいれん初期対応のフローチャート
SBI：serious bacterial infection, SIRS：systemic inflammatory response syndrome

から4時間以内に再発していた。

- 以上の報告などから，当院では単純型熱性けいれんと考えられる児に対し外来で経過観察する場合には，ジアゼパム坐薬1回投与を推奨している。投与を1回のみとした根拠は以下である。

　①多くの再発児が初回発作から4時間以内に再発している。

　②通常通りの8時間間隔2回の使用では，時にふらつきが数日間持続する例があり，それが薬剤の副作用か軽症脳症の症状か，鑑別困難な場合があるため。

- ジアゼパム坐薬の積極的な使用により中枢神経感染症の症状がマスクされることが危惧されるが，意識回復をしっかり確認した後での使用であれば問題になることはないと考える。もとより，熱性けいれん予防目的のジアゼパム坐薬投与は，児の発熱に気づいただけで鎮静性の薬剤を使用するという保護者まかせの予防法であり，発熱の原因に関してはまったく考慮されておらず，やや乱暴なやり方とも言える。

- ジアゼパム坐薬を使用する際には，ふらつきによる転倒の可能性について必ず保護者に説明しておく必要がある。

4 commonな鑑別疾患

▌悪寒

- けいれんと混同し救急車で来院することがある。通常意識レベルの低下はなく，呼びかけに反応できるため鑑別は容易である。

▌熱性けいれん

- 有熱性けいれんのほとんどが熱性けいれんであり，本疾患に関しては熟知しておく必要がある。GL2015を熟読すれば十分と思われるが，一部，以下に抜粋して記載する。

定義

- 「主に生後6～60カ月までの乳幼児期に起こる，通常は38℃以上の発熱に伴う発作性疾患（けいれん性，非けいれん性を含む）で，髄膜炎などの中枢神経感染症，代謝異常，その他の明らかな発作の原因のみられないもので，てんかんの既往のあるものは除外される。」
- 英語ではfebrile seizuresと訳されると考えればわかりやすいが，熱性けいれんには脱力，一点凝視，眼球上転のみなどの非けいれん性の発作も含まれている。

単純型と複雑型

- 以下の3項目のうち，1つ以上持つものが複雑型と定義される。
  - ①焦点性発作（部分発作）の要素
  - ②15分以上持続する発作
  - ③一発熱期間内の，通常は24時間以内に複数回反復する発作
- 上記はてんかん発症に関連する因子の1つとして提唱されたものであり，厳密には熱性けいれんと中枢神経感染症などとの鑑別に用いる因子ではない。以前はよく「複雑型熱性けいれんなので髄液検査をした」との表現がなされていたが，誤った表現である。

熱性けいれんの再発予測因子

- ①両親いずれかの熱性けいれん家族歴
- ②1歳未満の発症
- ③短時間の発熱―発作間隔（おおむね1時間以内）
- ④発作時体温が39℃以下
- 1996年の『熱性けいれんの指導ガイドライン』[10]に2項目が追加された。

薬剤による影響

- テオフィリンや鎮静性抗ヒスタミン薬は，けいれん発症やけいれんの長さに影響を与えると言われており，内服中の薬は必ず確認する。テオフィリンの気管支喘息治療における位置づけはかなり低くなっており，当科にて有熱性けいれんの好発年齢に処方することはない。
- 鎮静性抗ヒスタミン薬も発熱児に限らず，眠気，impaired performanceの問題があり，当院で処方することはない。乳幼児，特に2歳未満児に対する鎮静性抗ヒスタミン薬の処方に関しては諸外国からも警告が出されている[11, 12]。

化膿性髄膜炎

- Hib・肺炎球菌ワクチンの普及に伴い，当科でも症例数が激減した。幼若乳児では初回の髄液検査では細胞数増多がみられないことがあり，臨床的に疑わしければ再検が必要である。

急性脳炎・脳症

- postictal sleep（発作後の睡眠）が長く続く場合には，脳炎・脳症との鑑別が重要となる。疑わしければ脳波・MRIなどの画像検査，髄液検査などを施行する。いったん意識状態が改善しても，数日後に再度けいれん群発や意識障害の増悪をみることがあり，注意が必要である［けいれん重積型（二相性）急性脳症］。

パールメッセージ

- ▶ 医療従事者にとってはよく診る疾患であっても，保護者にとってわが子がけいれんを起こしたことは一大事であるので，謙虚な気持ちで診療にあたる。
- ▶ 原因のほとんどは熱性けいれんであるが，中枢神経感染症の可能性を常に念頭に置き，短時間で判断するのではなく，外来症例であっても数時間の院内観察をすべきである。
- ▶ 基本は感染症診療であり，バイタルサインを含めた重症度判断を慎重に行い，菌血症を含めたSBIを見逃さない。

文 献

1）熱性けいれん診療ガイドライン2015. 日本小児神経学会，監. 熱性けいれん診療ガイドライン策定委員会，編. 診断と治療社，2015.

2）Yamamoto N：Epilepsia. 1996；37(1)：31-5.

3）奥村彰久：小児内科. 2006；38(2)：155-8.

4）Mohamad A, et al：Nelson Textbook of Pediatrics. 20th ed. Kliegman RM, et al, ed. Elsevier, 2015, p2829-31.

5）Provisional Committee on Quality Improvement, Subcommittee on Febrile Seizures：Pediatrics. 1996；97(5)：769-72.

6）Subcommittee on Febrile Seizures；American Academy of Pediatrics：Pediatrics. 2011；127(2)：389-94.

7）神薗淳司：チャイルドヘルス. 2015；18(5)：340-6.

8）Hirabayashi Y, et al：Brain Dev. 2009；31(6)：414-8.

9）増井美苗，他：日小児会誌. 2015；119(8)：1296.

10）福山幸夫，他：小児臨. 1996；49(2)：207-15.

11）Public Health Advisory：FDA recommends that over-the-counter (OTC) cough and cold products not be used for infants and children under 2 years of age. (2017年7月閲覧)
https://www.fda.gov/NewsEvents/Newsroom/PressAnnouncements/2008/ucm051137.htm

12）New Zealand Medicines and Medical Devices Safety Authority：Prescriber Update. 2013；34(1)：11-2.

04 咽頭痛，頸部痛

有吉孝一

知っておくべきポイント

▶ トキシック・アピアランスに要注意。

▶ ストライダーはないか？　突然の吸気性喘鳴は誤飲による気道異物を考える。

▶ 流涎していないか？　流涎しているということは，「ものが飲み込みづらく，唾液ですら飲み込めない」ということである。涎をたらしているのが不自然であれば，その子どもは急性喉頭蓋炎である。

専門医へ紹介すべき事象

▶ 急性喉頭蓋炎は即座に救命救急センター，小児救命センター等地域の中核病院に興奮させずに紹介する。耳鼻科医でも一次救急施設では対処不能である。

▶ 咽後膿瘍，扁桃周囲膿瘍も気道緊急をきたすことがある。

▶ 伝染性単核球症，稀であるがジフテリア，Lemierre症候群。

1　これだけは知っておきたい小児救急診療のknack！

呼吸窮迫を伴うか？

■ 呼吸窮迫は気道緊急への道標である。まず，多呼吸，努力様呼吸を見抜く。鼻翼を広げ，呼吸補助筋（胸鎖乳突筋，斜角筋，内肋間筋，腹筋群）を使って全力で呼吸する様を見落としてはならない。

■ 同時にストライダー（☞ **memo**）を聴く。急性喉頭蓋炎，咽後膿瘍のサインである。これらは扁桃周囲膿瘍と異なり直視下では診断できない。流涎・発語困難は急性喉頭蓋炎，扁桃周囲膿瘍で起こる。

memo

ストライダー（stridor）とウィーズ（wheezes）

ストライダーは上気道由来の喘鳴。吸気時のみ「ゼー」「ピー」などの音が頸部で強く聴取される。下気道由来の喘鳴であるウィーズは，吸気および呼気時に「ヒュー」などの音が肺内で強く聴取される。

急激な発症か？

■上気道炎のサインがなく突然の咽頭痛を発症した場合は異物を疑う。魚骨は咽頭，扁桃にあることが多い。急性喉頭蓋炎は数時間のうちに悪化する。一方，伝染性単核球症は数日〜週の経過で進行する。

発熱

■発熱を伴う咽頭痛は多くの感染症で起こる。病期が長い場合は炎症性疾患である川崎病，Stevens-Johnson症候群，Behçet病を疑う。またPFAPA (periodic fever with aphthous stomatitis, pharyngitis, and adenitis) 症候群は4〜8年間の長期にわたって発病する。頭文字の通り周期性発熱，アフタ性口内炎，頸部リンパ節炎，咽頭炎を主症状とする原因不明の炎症性疾患である。

2 確診のための基本知識

急性喉頭蓋炎（図1）

■咽頭痛のみが前面に出ることは少ない。トキシック・アピアランス（ぐったりして元気がない，多呼吸，努力様呼吸，皮膚の色が蒼白），ストライダー，流涎，高熱を伴う。急性喉頭蓋炎は視診により診断できないため，重症感があれば直ちに転院・搬送する。補助診断として頸部側面軟部組織X線撮影（図2）が有用であるが，これに時間をかけすぎてはならない。

■本症はインフルエンザ桿菌によるもので，今後Hibワクチンの普及で減少することが考えられるが，代わりに黄色ブドウ球菌が起炎菌として多い，急性喉頭気管気管支炎（図3）などに注意が必要である。

咽後膿瘍・扁桃周囲膿瘍

■頸部痛，発熱を伴う。飲み込みにくさ，呼吸窮迫をきたすこともある。咽後膿瘍は乳幼児に多く，咽頭後壁の外傷（歯ブラシなどによる）から発症する場合もある[1]。

■図4に咽後膿瘍のMRI像および穿刺液を提示する。

伝染性単核球症

■Epstein-Barrウイルス（EBV）による。10歳代後半に多い。有痛性の頸部リンパ節腫脹が広範囲に認められる。

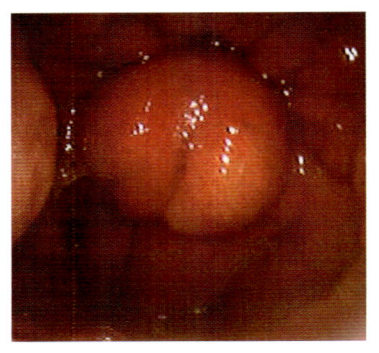

図1 急性喉頭蓋炎の喉頭鏡所見
（成人例）

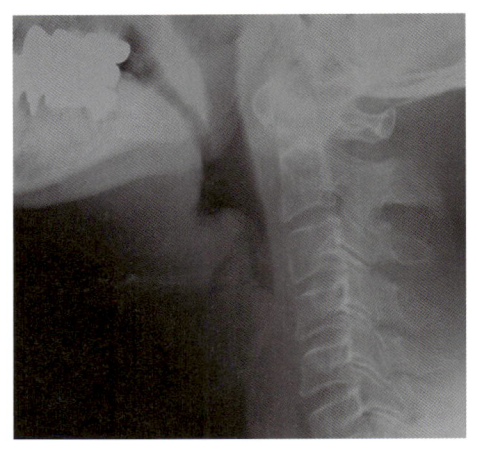

図2 頸部側面軟部組織X線所見（成人例）

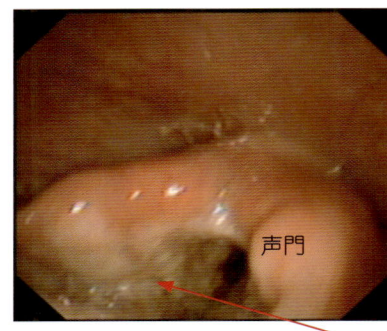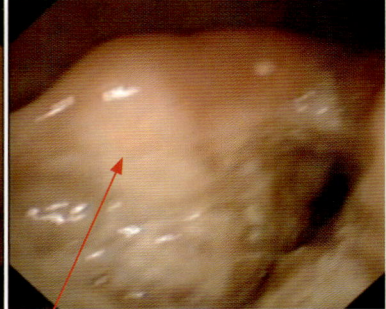

声門

膿性分泌物

1歳5カ月男児。
主訴：喉が痛そう，発熱
現病歴：2日前からの咳嗽と発熱，
前日から食欲低下。
喉を痛がり，吸気性喘鳴（＋）。
膿性分泌物よりMRSAを検出，
バンコマイシンで治療。

図3 細菌性喉頭気管気管炎の喉頭鏡所見（5日目）　　　（写真提供：北九州市立八幡病院小児救急センター）

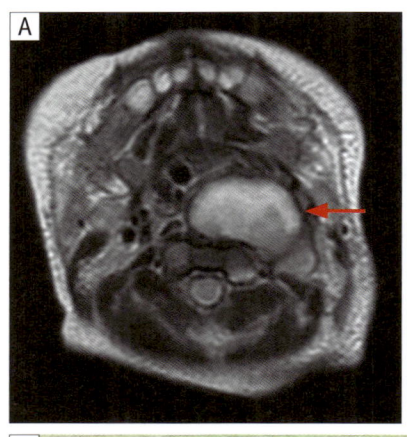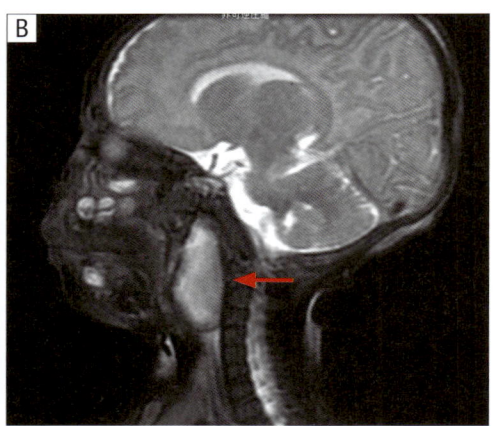

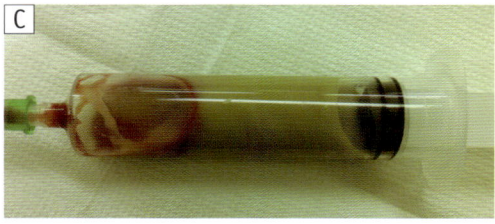

図4 咽後膿瘍の造影MRI（T2）冠状断所見（A）と
　　　矢状断所見（B）および採取された穿刺液（C）
穿刺液よりMSSAが検出された。
（写真提供：北九州市立八幡病院小児救急センター）

川崎病

- 口腔粘膜全体の炎症があり，発熱が長期間継続している患児は川崎病を疑う。咽後膿瘍との鑑別が臨床的に難しい咽頭後間隙病変を認めることもあり，確定診断は造影CTである。咽頭後間隙病変では咽後膿瘍と異なり造影されないこと，正中位であることが特徴である[1]。

3 pitfallを回避するためのスキル

- 急性喉頭蓋炎，咽後膿瘍，扁桃周囲膿瘍，ジフテリア，Lemierre症候群は致死的である。確診はつかなくとも重症かどうか咽頭痛診療のアルゴリズム（図5）[2]に従って見抜き，転院・搬送する。

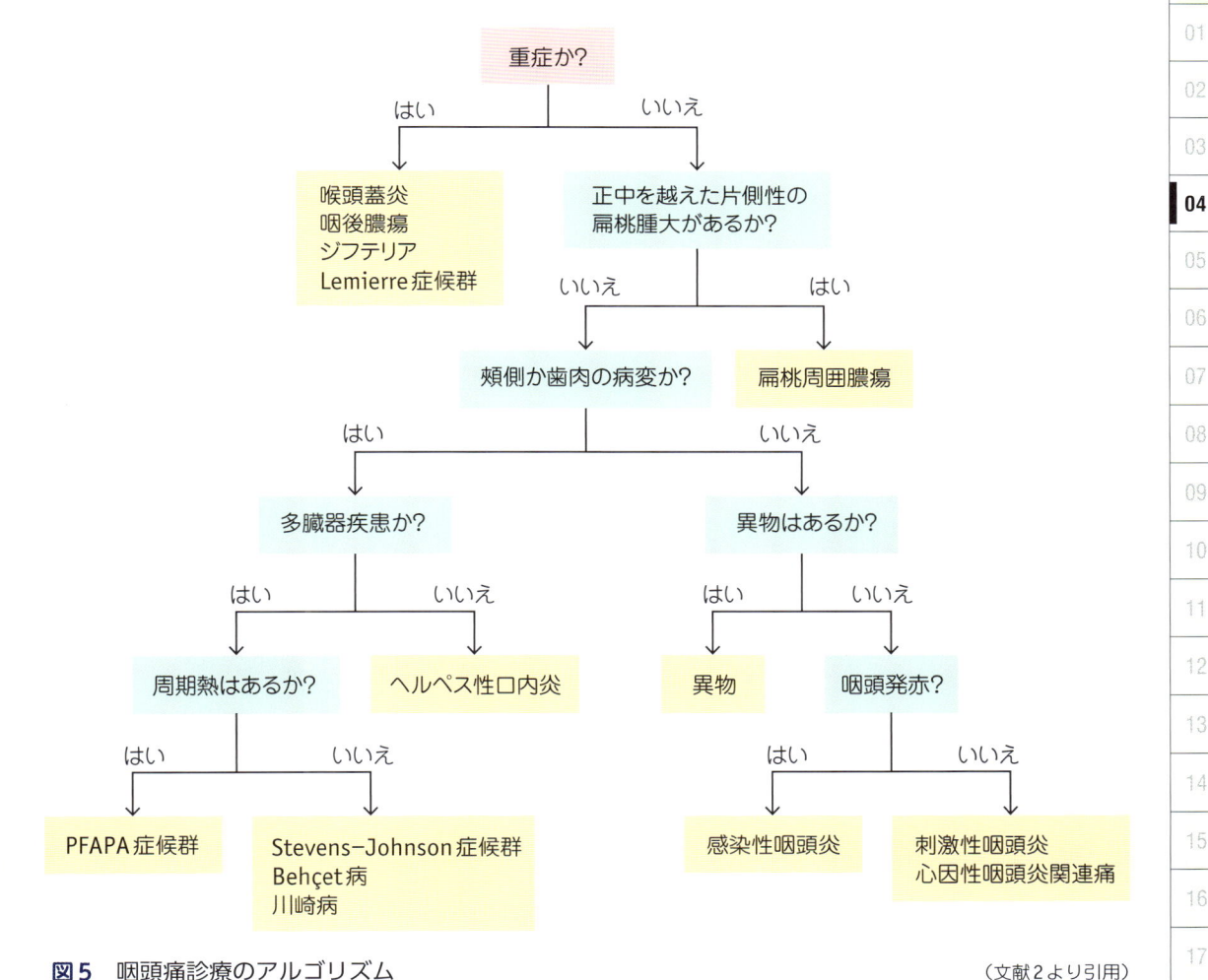

図5 咽頭痛診療のアルゴリズム （文献2より引用）

- まず全身の視診により重症かどうか，特にストライダー，呼吸窮迫，流涎がないかを判断する。
- 次に口腔内，咽頭を注意深く診察する。水疱があればヘルペス口内炎もしくはBehçet病，Stevens-Johnson症候群を疑う。口腔粘膜全体の炎症と発熱が持続していれば川崎病である。
- 咽頭発赤がなければ，関連痛（歯肉膿瘍，頸部リンパ節炎，中耳炎）であることも考えられるので原因を検索する。
- 刺激性咽頭炎は，年長児が暖房などによる粘膜乾燥のため咽頭痛を訴える。

4 commonな鑑別疾患とその方法

ウイルス性咽頭炎

- 最もcommonな疾患である。アデノウイルス，コクサッキーAウイルス，インフルエンザウイルス，パラインフルエンザウイルス等の呼吸器関連ウイルスによる。ヘルパンギーナ（水疱が咽頭後壁のみにできる），手足口病（四肢にもできる），アデノウイルスによる咽頭結膜炎は特異な症状により鑑別できる（図6）。
- 単純ヘルペスウイルスは口内炎の原因となるが，咽頭炎は健常児には稀であり，免疫不全宿主，易感染性宿主で起こりうる。

溶連菌感染症（図7）

- A群溶血性連鎖球菌（溶連菌）による咽頭炎は細菌性咽頭炎の中で最も頻度が高い。A群β溶血性連鎖球菌抗原キットが補助診断として有用である。

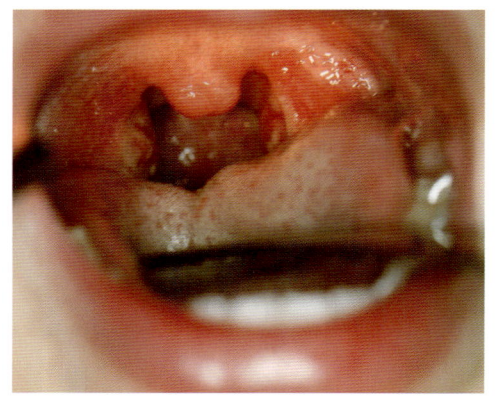

図6 アデノウイルス感染症の口腔内所見（2歳6カ月，男児）

（写真提供：北九州市立八幡病院小児救急センター）

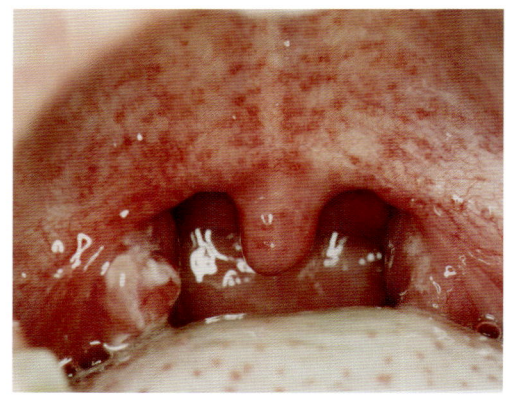

図7 溶連菌感染症の口腔内所見（9歳，女児）

（写真提供：北九州市立八幡病院小児救急センター）

伝染性単核球症

- 前述の通り。

5 外せないrareな鑑別疾患・合併症

ジフテリア

- 致死的な疾患で稀である。「予防接種を受けているか？」「海外居住歴があるか？」を聴取する。

Lemierre症候群

- *Fusobacterium necrophorum*や嫌気性菌の混合感染による血栓性頸部静脈炎とそれに伴う菌塊の全身播種による。

炎症性斜頸

- 呼吸器や頸部軟部組織感染症後に斜頸をきたすことがある。上気道炎，頸部リンパ節炎，咽頭炎，上葉の肺炎などに合併する。咽後膿瘍，Lemierre症候群が原因となることがあり重篤である。

淋菌による咽頭炎

- 培養により確認する。オーラルセックスによる性行為感染症であり，性的虐待を疑う。

HIV感染症

- HIV感染症では伝染性単核球症のような症状を呈することがある。また伝染性単核球症により気道緊急を起こすことは稀である。

全身性炎症性疾患

- 川崎病，Stevens-Johnson症候群，Behçet病，PFAPA症候群については前述の通り。

ヘルペス口内炎

- ヘルペス口内炎は口腔粘膜のみならず扁桃領域に広がり，患児が咽頭痛を訴えることがある。

関連痛

- 頸部リンパ節炎，中耳炎，歯肉膿瘍の関連痛として咽頭痛が前面に出ることがある。

免疫不全患者

- *Candida albicans* 等による真菌感染症。

パールメッセージ ▶小児の上気道周辺痛（咽頭痛）はHibワクチン接種例ではほとんどが問題ない。気道緊急により重篤化しないか，全身性炎症性疾患でないかということを念頭に置けばよい。

文 献

1) 市川光太郎：内科医・小児科研修医のための小児救急治療ガイドライン．改訂第3版．市川光太郎，編．診断と治療社，2015, p203-11.
2) Fleisher GR：Evaluation of sore throat in children In：UpToDate®.

05 耳痛，頬部痛

有吉孝一

知っておくべきポイント

▶ 耳痛（中耳炎），頬部痛（鼻副鼻腔炎）は上気道炎を契機として発症することが多いが，重症化することは稀である。

▶ これらが増悪し合併症を併発して重症化することが問題である。

▶ 時に異物挿入による耳痛・鼻痛を経験するので，異物も念頭に置いておく。

専門医へ紹介すべき事象

▶ 中耳炎等の炎症が波及した乳様突起炎，髄膜炎，悪性外耳道炎，静脈洞血栓症。

▶ 急性細菌性鼻副鼻腔炎が眼窩に波及した場合：眼窩周囲蜂巣炎，眼窩蜂巣炎，眼窩膿瘍，骨髄炎，骨膜下眼窩膿瘍。

▶ 同じく頭蓋内に波及した場合：硬膜下・硬膜外膿瘍，髄膜炎，脳膿瘍，皮質静脈血性静脈炎，海綿静脈洞血栓症，矢状静脈洞血栓症。

▶ 上記の合併症がある，もしくは疑われる場合。

1 これだけは知っておきたい小児救急診療のknack！

中耳炎[1]

- 保育所などに預けられる子に多い。
- 地域での耐性化率を知る必要がある。
- アモキシシリンが第一選択である。

鼻副鼻腔炎[2]

- 通常より重篤感がある上気道炎。
- 39℃以上の高熱が3~4日間続く膿性鼻汁。
- アモキシシリンが第一選択である。

2 確診のための基本知識

中耳炎（図1）

- 急性中耳炎の診断[3]では以下の3つに留意する。
  - ①中等度〜高度の鼓膜の膨隆，あるいは急性外耳炎に起因しない耳漏の出現がみられる。
  - ②鼓膜の軽度膨隆および急性（48時間以内）に発症した耳痛（非言語期の児では耳を押さえる，引っ張る，またはこすりつける）がある，あるいは鼓膜の強い発赤がある。
  - ③中耳貯留液が（気密耳鏡検査やティンパノメトリーで）みられない場合には急性中耳炎と診断するべきではない。
- 肺炎球菌，*Moraxella catarrhalis*，インフルエンザ桿菌が典型的起炎菌である[1]。

鼻副鼻腔炎

- 3〜6歳に最も多い。小児では5〜13%の上気道炎に合併する。アレルギー性鼻炎では稀である[2]。ウイルス性が最多だが，細菌性ではインフルエンザ桿菌，肺炎球菌が2大起炎菌であり，ついで *Moraxella catarrhalis* が多い。

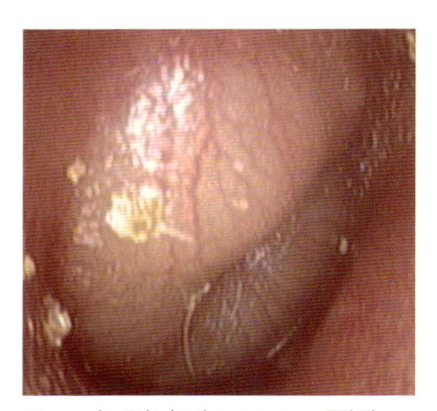

図1 中耳炎（2歳10カ月，男児）
（写真提供：ながたクリニック院長　永田理希先生）

3 pitfallを回避するためのスキル

中耳炎[1]

- 乳様突起炎は，発熱，乳様突起上の圧痛に加えて耳介の前方偏位を認めることがある。
- 他の稀な合併症に菌血症，髄膜炎，脳膿瘍がある。

鼻副鼻腔炎[2]

- 重篤感がある患児，経口摂取が不良な患児には経静脈的治療を考慮する。
- 合併症がある，または疑われる患者は専門医への紹介が必要である。

4 commonな鑑別疾患とその方法

- 急性中耳炎：急性に発症した中耳の感染症で，耳痛，発熱，耳漏を伴うことがある。急性期に最も起こしやすい合併症は穿孔と排膿である。
- 外耳道炎：外耳道の炎症であり，耳垢除去時に引っかいたり，プールや入浴時に耳に水が入ったことを契機に起こしやすい。耳に触れたり牽引したりすると痛みが増悪する。
- 滲出性中耳炎：急性中耳炎が治癒しきれずに，中耳腔に膿が滲出液として貯留したままの状態となって起こることが多い。滲出液は中耳の粘膜で吸収されたり，耳管を通じて排出されるためアレルギー性鼻炎による鼻粘膜の炎症やアデノイド増殖症など物理的な耳管狭窄が発症の危険因子となる。強い痛みを伴わず，難聴が唯一の症状のこともある。
- 急性鼻副鼻腔炎：咳は重要な主訴である。日中のみならず夜間，寝際に増悪することが多く，後鼻漏を示唆する所見である。
- 鼻閉，鼻汁：膿性，漿液性，水溶性など，あらゆる性状の鼻汁を認める。後鼻漏により嘔吐をきたすこともある。
- 発熱：合併症と関連する。3日以上連続する39℃以上の発熱は重症急性鼻副鼻腔炎である。
- その他：頭痛，顔面の痛みや腫脹，口臭をきたす。

5 外せないrareな鑑別疾患・合併症

■ 中耳炎から起こる合併症[4]

- 乳様突起炎：乳様突起周辺の痛み，腫脹，圧痛，発赤，耳介の突出，発熱，トキシック・アピアランス。CTで確定診断する。
- 顔面神経麻痺：稀であるが中耳腔を通る顔面神経への炎症波及，進展により起こる。

■ 鼻副鼻腔炎から起こる合併症[5]（図2）

- 眼窩蜂巣炎，眼窩膿瘍：眼窩周囲の腫脹，眼瞼の発赤，眼球突出，眼球運動障害，眼球運動時の痛み，複視，失明をきたす。両者の鑑別は難しい。
- 敗血症性海綿静脈洞血栓症：両側眼瞼下垂，眼球突出，眼筋麻痺，眼窩周囲の腫脹，頭痛，精神状態の変容をきたす。
- 髄膜炎：頭痛，発熱，項部硬直，精神状態の変容をきたす。
- 硬膜外膿瘍：うっ血乳頭，巣症状，頭痛，不活発，悪心，嘔吐をきたす。
- 硬膜下膿瘍：発熱，激しい頭痛，髄膜刺激症状，進行により神経欠落症状，けいれん，頭蓋内圧亢進症状をきたす。
- 脳膿瘍：頭痛，項部硬直，精神状態の変容，嘔吐，巣症状，けいれん，動眼神経麻痺，外転神経麻痺，うっ血乳頭をきたす。

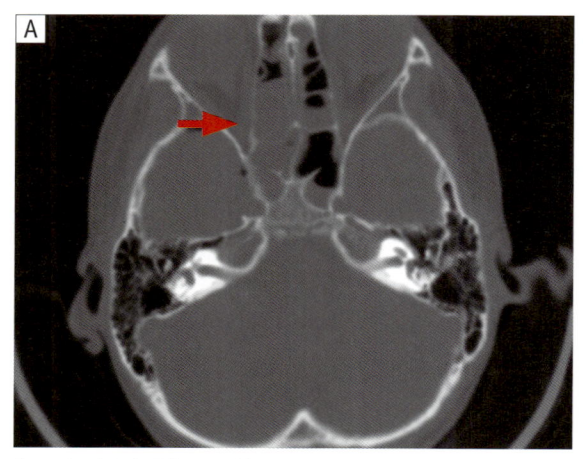

顔面CT（骨条件）。右篩骨洞・蝶形骨洞を主体とする鼻副鼻腔炎あり（矢印）。

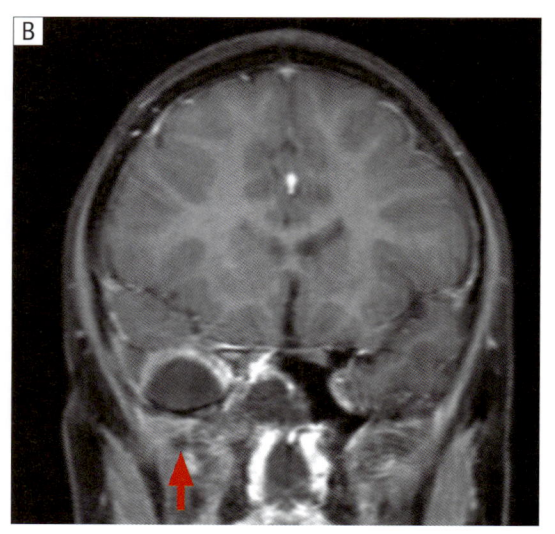

造影頭部MRI，T1強調画像（前額断面）。右中頭蓋窩に2.5cm大の硬膜外膿瘍あり（矢印）。

図2 篩骨洞からの頭蓋内波及
（写真提供：北九州市立八幡病院小児救急センター）

文 献

1） Lalani A：トロント小児病院救急マニュアル．清水直樹，他監．メディカル・サイエンス・インターナショナル，2010, p97-100.
2） Schneeweiss S：トロント小児病院救急マニュアル．清水直樹，他監．メディカル・サイエンス・インターナショナル，2010, p101-4.
3） Lieberthal AS, et al：Pediatrics. 2013；131(3)：e964-99.
4） Greens D：Evaluation of earache in children In：UpToDate®.
5） Wald ER：Acute bacterial rhinosinusitis in children：Clinical feature and diagnosis In：UpToDate®.

06 発熱（非感染性含む）

小松充孝

知っておくべきポイント

▶ 発熱は身体に何かが起こったことを知らせてくれるアラームの1つにすぎず，発熱の程度より，発熱の原因疾患を診断することが重要である。

▶ 発熱をきたす疾患は感染症を含め多岐にわたり，鑑別には詳細な病歴と身体診察が有用である。

▶ Hibワクチン，肺炎球菌結合型ワクチン（PCV）導入によって侵襲性細菌感染症の疫学に変化が生じており，乳幼児における発熱マネージメントも変化してきている。

専門医へ紹介すべき事象

▶ 生後3カ月未満の発熱児，特に生後28日未満の新生児は小児科へのコンサルトが必要である。

▶ 重症敗血症／敗血症性ショック，細菌性髄膜炎など集中治療が必要な場合，高次医療機関，できれば小児集中治療センター（pediatric intensive care unit；PICU）管理が望ましい。

▶ fever phobia（発熱を過剰に恐れること）の保護者については，説明に納得してもらえないなどの場合，経験豊富な専門医の介入を要することもある。

1 これだけは知っておきたい小児救急診療のknack！

■ 発熱は救急外来において，最も遭遇する機会の多い訴えの1つである。発熱の原因の多くはウイルス感染症など自然軽快する軽症疾患が多いが，時に可及的速やかに介入が必要な疾患（**表1**）[1]が原因となることがある。小児救急の現場においては，多くの軽症患児の中から一部の重症患児を見逃さないよう，適切に介入することが求められる。

■ 保護者は「熱の高さ」に目が行きがちであるが，発熱はあくまで身体の中に何かが起きたことを知らせてくれるアラームにすぎない。即時の介入が必要な発熱患児は第一印象およびバイタルサインに異常を認めることが多く，初診時を含め，反復して重点的に確認を行う。

■ 最も多い訴えだからこそ，おざなりな診療による保護者との意思疎通の障害はのちの

表1 致死的な急性発熱性疾患

感染症	中枢神経	急性細菌性髄膜炎, 脳炎／脳症
	上気道	急性喉頭蓋炎, 咽後膿瘍, 喉頭ジフテリア（稀）, クループ（重症）
	呼吸器	肺炎（重症）, 粟粒結核
	心臓	心筋炎, 細菌性心内膜炎, 化膿性心外膜炎
	消化管	急性胃腸炎（水分／電解質喪失）
	筋骨格	壊死性筋膜炎
	全身性	髄膜炎菌菌血症, 他の細菌性の敗血症, トキシックショック症候群
膠原病・血管		急性リウマチ熱, 川崎病, Stevens−Johnson症候群
その他		甲状腺中毒症, 熱射病, 急性薬物中毒, DRESS*症候群, 悪性腫瘍

＊DRESS：drug rash with eosinophilia and systemic symptoms

（文献1より一部改変）

ちトラブルの原因になる。受診時に活気良好で，即時の介入を要さない状態であっても，丁寧な対応を心がける。

2 確診のための基本知識

▌発熱の定義

- 発熱は中枢神経系によって複雑に制御されている生物学的応答の結果，視床下部の体温セットポイントが上昇することによって得られる体温上昇のことである。セットポイントが上昇することによって，代謝の増加や筋肉の緊張・活動性の増加による熱産生の増大，皮膚の灌流低下による熱喪失の低下によって体温が上昇する。同じ体温上昇であっても，たとえば熱射病のような視床下部の体温セットポイントの変化なく起こる異常な体温の上昇は高体温（hyperthermia）である。
- 体温は測定する部位によって得られる温度に違いが認められる。欧米では通常，直腸温や口腔温（直腸温より0.6℃程度低く出る）が測定され，多くの研究では直腸温で38.0℃以上を発熱と定義していることが多い。日本では腋窩温が測定されることが多いが，腋窩温は直腸温より0.25〜0.85℃低く出る[2]。腋窩温で37.5℃以上，もしくは体温が平熱から1℃以上上昇で発熱とすることが多い。

▌発熱の意義

- メリット：体温の上昇によってリンパ球や白血球の貪食能が高まり，40℃前後になると細菌やウイルスの増殖が抑制される。

- デメリット：体温の上昇によって代謝が促進されることで，酸素消費量が増大し，心血管系や呼吸器系への負担が増加する可能性がある。

熱の高さと重症度の相関

- 発熱の程度にかかわらず重症な細菌感染症の可能性があるが，日齢90未満児が40℃以上を示す場合，侵襲性細菌感染症の頻度がわずかに高くなるとされる[3]。

重症感染症のリスク因子

- 小児医療は在胎20週台の数百グラムから，100kgオーバーの思春期児までを対象としているが，生後1カ月未満，1カ月以降3カ月未満，3カ月以降では発熱に占める重症感染症の頻度が異なり，年齢が低くなればなるほど重症感染症のリスクは高くなる。通常生後3カ月未満児，特に新生児期は細菌感染のリスクが高くなり，免疫機構が未熟なために重症化しやすい。またこの時期の乳児は寝ていることが多く，いつもの状態と比較が難しく，そもそも全身状態の評価が困難である。
- 免疫状態も感染の重症化に影響を与えるが，早期乳児期には未診断の原発性免疫不全症が混ざり込んでいる可能性がある。小児がんの中で最も頻度が高い白血病や固形腫瘍などの悪性疾患における抗がん剤使用時，移植後やネフローゼ症候群，膠原病などに対するステロイドや免疫抑制薬使用における免疫抑制状態などに注意する必要がある。

3 pitfallを回避するためのスキル

患児の状態の評価

- どんなに忙しくても，夜間の眠いときであっても病歴と身体所見をしっかり確認することがpitfallを回避するために重要であるが，詳細な病歴聴取と身体診察を行う前に，患児の状態を評価しなければならない。
- 発熱の原因は多岐にわたるため，患児と対面してからの最初の数分間で得られる印象は，生命を脅かす可能性のある疾患（**表1**）[1]による発熱を認識する上で非常に重要である。患児にとって非常に快適で安全であろう保護者の腕に抱かれた状態で，おもちゃで遊び，ニコニコと笑顔をみせていれば生命を脅かす疾患が隠れている可能性は低くなる。その逆に，周りの状況へ関心を示さず，無表情，または非常に興奮した様子を示せば，病歴や身体所見を確認する前に，速やかに蘇生を開始しなければならない。
- この最初の数分間の患者評価は第一印象〔以前はPAT (pediatric assessment triangle) と呼称〕[4]で確認するとよいが，これはAppearance（見た目の評価：活

動性，意識状態，表情，発語），Breathing（呼吸の評価：努力呼吸，異常呼吸音），Circulation（循環の評価：皮膚色）によって，患児の状態を初期評価することであり，最初に患者に接触した際に医療関係者が無意識下に行っている評価を言語化したものと考えると理解しやすい。

▌病歴聴取で確認するポイント

■徹底した病歴聴取が乳幼児の評価には不可欠である。病歴聴取で確認するポイントを以下にまとめる。

- ●体温の測定方法
  部位（腋窩温・直腸温・鼓膜温・表面温），デバイス（電子体温計・赤外線式温度計）など
- ●発熱の程度や期間，発熱に随伴する症状
  咳嗽，鼻水，嘔吐，下痢，けいれん，意識変容など
- ●薬物使用歴
  定期内服薬，今回の発熱エピソードに関連した薬剤，特に解熱薬や抗菌薬を現在使用しているかどうか
- ●基礎疾患
  免疫を抑制するステロイド，免疫抑制薬，抗がん剤などを使用する疾患やHIV感染症，医療デバイスの有無（VPシャントなど）
- ●既往歴
  繰り返す発熱のエピソードなど
- ●予防接種歴
  Hibワクチン，PCV13，4種混合ワクチンなど
- ●集団保育歴
  児童館，保育園，幼稚園，小学校，中学校，塾など
- ●周囲の感染状況
  保護者・親，兄弟，祖父母，集団保育先など
- ●渡航歴
  国内➡沖縄：レプトスピラ症など
  海外➡アフリカ：マラリア，髄膜炎，東南アジア：デングウイルス，南米：ジカウイルスなど
- ●動物接触歴
  爬虫類（*Salmonella* spp.），鳥（*Chlamydophila psittaci*），ネコ（*Bartonella henselae, Toxoplasma gondii*），イヌ（*Salmonella* spp. *Campylobacter* spp.）など

身体所見で確認するポイント

- 保護者から病歴を聴取するとともに，患児にも目を向け意識状態，周囲への反応，呼吸仕事量，皮膚色，年齢に応じた社会性・粗大運動を評価し，異常があれば介入を開始する。
- 発熱の程度よりも呼吸数や心拍数，意識状態のほうが疾患の重症度を表しやすく，バイタルサインの注意深い評価により早期に重篤な疾患に気づく手がかりが得られる。
- 発熱をきたす疾患や症候群において，敗血症/敗血症性ショックは速やかな介入が必要な状況であるため，早期に認識できるよう注意する。
- 上記評価によって「可及的速やかな介入は必要ない」と判断した後，よくある発熱の原因（表2）に焦点を当てて身体診察を行っていく。

表2　よくある発熱の原因疾患

感染症	中枢神経	ウイルス性髄膜炎
	上気道	感冒，咽頭扁桃炎，クループ，鼻副鼻腔炎，中耳炎，頸部リンパ節炎
	呼吸器	気管支炎，細気管支炎，肺炎
	消化管	急性胃腸炎，虫垂炎
	泌尿生殖器	尿路感染症
	筋・骨格	化膿性関節炎
	皮膚・軟部組織	皮下膿瘍，蜂窩織炎，ウイルス性発疹症
	全身性	ウイルス感染症，潜在性菌血症
膠原病・血管		川崎病，周期性発熱（PFAPA症候群など）
その他		ワクチン接種後

4 commonな鑑別疾患とその方法

敗血症/重症敗血症/敗血症性ショック

- 小児の敗血症の死亡率は重症敗血症では15%を超え，日本のPICUにおける重症敗血症の死亡率は19%との報告[5]もある。敗血症性ショックではさらに高いとされるため，敗血症は早期に認識し介入する必要がある。
- 2016年2月に成人領域においては新たな定義である「The Third International Consensus Definitions for Sepsis and Septic Shock（Sepsis-3）」[6]が公表され，敗血症は感染症によって重篤な臓器障害が引き起こされた状態，また敗血症性ショックは敗血症に急性循環不全を伴い，臓器障害および代謝異常が重度となる状態として定義された。

■ Sepsis-3には小児に関連する推奨の記載はないため，現状は日本版SSCGである『日本版敗血症診療ガイドライン2016』[7]に記載があるように，2005年のGoldstein基準値をもとにしたSIRS基準（**表3～5**）[8]を用い，呼吸数，低血圧，クレアチニン値は**表6～8**[7]を参考にした上で患者評価を行う。

表3 SIRS基準

① 中心体温＞38.5℃または＜36℃
② 平均心拍数＞年齢別基準値（☞**表4**），1歳未満：平均心拍数＜基準値も含む
③ 呼吸数＞年齢別基準値 or 人工呼吸器管理
④ 白血球：異常高値 or 異常低値 or 未熟好中球＞10%

①または④は必須，合計2項目以上でSIRSと診断する

（文献8より引用）

表4 SIRS診断のための年齢別基準値

年齢	心拍数（／分）	呼吸数（／分）	WBC（×／μL）	低血圧（mmHg）
0日～1週	＞180 or ＜100	＞50	＞34,000	＜59
1週～1カ月	＞180 or ＜100	＞40	＞19,500 or ＜5,000	＜79
1カ月～1歳	＞180 or ＜90	＞34	＞17,500 or ＜5,000	＜75
2～5歳	＞140	＞22	＞15,500 or ＜6,000	＜74
6～12歳	＞130	＞18	＞13,500 or ＜4,500	＜83
13～17歳	＞110	＞14	＞11,000 or ＜4,500	＜90

（文献8より引用）

表5 臓器機能障害基準

心血管系	1時間で40mL／kg以上の輸液負荷にもかかわらず ① 低血圧 ② 血圧を維持するために血管作動薬が必要 ③ 以下のうち，2項目を満たす 　代謝性アシドーシス，高乳酸値，乏尿，capillary refilling timeの遅延，中枢と末梢の体温格差
呼吸器系	① $PaO_2/FiO_2 < 300$ ② $PaCO_2 > 65Torr$ もしくは 基準値から20Torrの増加 ③ $SpO_2 \geqq 92\%$を維持するために$FiO_2 > 0.5$ ④ 気管挿管を伴う人工呼吸，もしくは非侵襲性陽圧呼吸が必要
神経系	① $GCS \leqq 11$ ② 意識状態がGCSで3以上の減少を認める急性の変化
血液系	① 血小板数＜80,000／μL，もしくは過去3日以内の最高値から50%の減少（慢性血液／腫瘍患者） ② PT-INR＞2.0
腎臓系	① 血清クレアチニンが年齢別正常上限値の2倍以上，もしくは通常よりもクレアチニンが2倍増加
肝臓系	① 総ビリルビン値≧4mg／dL ② ALTが年齢別正常上限値の2倍

（文献8より引用）

- 敗血症はSIRSが感染によって引き起こされた場合とし，そのうち臓器機能障害を伴うものを重症敗血症，重症敗血症の中で循環障害を伴うものを敗血症性ショックと考える。今後，成人領域と同様に，後者の臓器障害を伴うものを敗血症と呼び替えることになる可能性もあるため，用語がどの状態を指しているのか注意する。
- Goldstein基準値（**表4**）[8]は呼吸数が低いため陽性になりやすく，また低血圧の基準もたとえばPALSガイドラインに用いられているもの（新生児：収縮期血圧＜60mmHg，乳児＜70mmHg，1歳以上＜70＋2×年齢mmHg）と比較して低いなど問題も指摘されている。『日本版敗血症診療ガイドライン2016』には参考値が掲載（**表6～8**）[7]されているが，この値の適切性については今後の検証が待たれる。
- 小児敗血症性ショック初期治療アルゴリズムを**図1**[7]に示す。

表6 呼吸数異常の閾値

0日～1週	60
1週～1カ月	60
1カ月～1歳	50
2～5歳	30
6～12歳	24
13～18歳	20

（Nakagawa S, Shime N：Respiratory rate criteria for pediatric systematic inflammatory response syndrome. Pediatr Crit Care Med 2014；15：182）

（文献7より引用）

表7 低血圧の閾値

年齢層	低血圧（mmHg）
1週まで	60
1週～1カ月	65
1カ月～1歳	70
2～5歳	75
6～12歳	85
13～18歳	90

または70＋1.6×［年齢］（1歳以上）

（Weiss SL, Fitzgerald JC, Pappachan J, et al：Global epidemiology of pediatric severe sepsis：the sepsis prevalence, outcomes, and therapies study. Am J Respir Crit Care Med. 2015；191：1147-57）

（文献7より引用）

表8 日本の多施設研究より得られた年齢別クレアチニン正常値

年齢	2.5%tile		50%tile		97.5%tile	
	男	女	男	女	男	女
3～5カ月	0.14		0.20		0.26	
6～8カ月	0.14		0.22		0.31	
9～11カ月	0.14		0.22		0.34	
1歳	0.16		0.23		0.32	
2歳	0.17		0.24		0.37	
3歳	0.21		0.27		0.37	
4歳	0.20		0.30		0.40	
5歳	0.25		0.34		0.45	
6歳	0.25		0.34		0.48	
7歳	0.28		0.37		0.49	
8歳	0.29		0.40		0.53	
9歳	0.34		0.41		0.51	
10歳	0.30		0.41		0.57	
11歳	0.35		0.45		0.58	
12歳	0.40	0.40	0.53	0.52	0.61	0.66
13歳	0.42	0.41	0.59	0.53	0.80	0.69
14歳	0.54	0.46	0.65	0.58	0.96	0.71
15歳	0.48	0.47	0.68	0.56	0.93	0.72
16歳	0.62	0.51	0.73	0.59	0.96	0.74

（Uemura O, Honda M, Matsuyama T, et al：Age, gender, and body length effects on reference serum creatinine levels determined by an enzymatic method in Japanese children：a multicenter study. Clin Exp Nephrol 2011；15：694-9）

（文献7より引用）

組織灌流悪化のサイン（右記*1のいくつか）

↓

- 気道確保後，高流量酸素投与
- 静脈路あるいは骨髄路確保
- 急性臓器障害・ショックの評価

*1
- 末梢，中枢の脈拍触知不良
- 末梢温と中枢温較差
- 皮膚色不良
- 末梢冷感
- 毛細血管再充満時間＞2sec
- 低血圧
- 頻脈
- 意識レベル低下
- 乏尿

↓

敗血症性ショックの疑い

*2
- 心エコー
- 乳酸値

初期治療と反応性評価

- 20mL／kgの等張性晶質液ボーラス：場合により40〜60mL／kgまで繰り返す
- 低血糖と低カルシウム血症の補正
- 血液培養採取後，抗菌薬を投与

反応性再評価*1,*2：反応なし ↓

輸液不応性ショック

↓

追加治療

- 観血的動脈圧測定
- 気管挿管／人工呼吸開始を考慮
- アドレナリン（末梢が温かければノルアドレナリン）を使用
- （中心静脈路確保）

アドレナリン：
 0.05〜0.3μg／kg／min
ノルアドレナリン：
 0.05〜0.3μg／kg／min
ドパミン：
 5〜10μg／kg／min

反応性再評価*1,*2：反応なし ↓

カテコラミン不応性ショック

↓

追加治療

- 心収縮不良：アドレナリン
- 末梢血管拡張：ノルアドレナリン
- 血管内容量不足：20mL／kgの等張性晶質液（場合により繰り返す）
- 末梢血管収縮：PDEⅢ阻害薬，ニトロ化合物など

反応性再評価*1,*2：反応なし ↓

カテコラミン不応性ショックの持続

↓

体外式循環補助（V−A ECMO）も考慮可能

図1 小児敗血症ショック初期治療アルゴリズム 2016

（文献7より引用）

生後3カ月未満の発熱

- 以前は重症感染症のリスクの高さから，積極的にfull-evaluation［＝セプシス・ワークアップ，血液検査，尿検査，髄液検査，培養検査（血液，尿，髄液）］を行い，生後28日未満児は入院管理が基本であった。米国ではRochesterクライテリア[9]やPhiladelphiaクライテリア[10]，Bostonクライテリア[11]など（**表9**）を用い，ローリスクと判定された児は抗菌薬投与なし，もしくはセフトリアキソン（CTRX）投与下に外来フォローが可能と考えられていた。しかしこれらのクライテリアはHibワクチンおよびPCV導入前に施行された検討をもとに作成されており，現在の侵襲性細菌感染症の疫学や日本の診療状況を考慮すると，そのまま用いるには問題がないわけではない。

- 近年，日齢90未満の発熱患児に対する管理の現状として，1,380例中442例で培養採取なくフォローしたが菌血症や髄膜炎の検出に遅れがなかったとする米国からの報告[12]や，well appearing，日齢21以降，白血球尿なし，好中球数≦10,000/μL，CRP値≦2mg/dL，プロカルシトニン値＜0.5ng/mL，ER滞在中に状態悪化がない場合をローリスクと判断し，1,472例中676例は髄液検査を施行せず，586例は抗菌薬無投与で経過観察したが，侵襲性細菌感染症（潜在性菌血症，細菌性胃腸炎）は2例に認められただけで臨床症状の悪化は認められなかったとするスペインからの報告[13]などがあり，今後日本の現状を反映した検討が待たれるところである。

表9 Rochester·Philadelphia·Bostonクライテリアにおけるローリスク基準

	Rochester [9]	Philadelphia [10]	Boston [11]
月齢	0〜3カ月	1〜2カ月	1〜3カ月
病歴	満期産（＞37週） 原因不明の黄疸なし 母より長い入院歴なし 抗菌薬投与なし 入院歴なし 慢性疾患なし 基礎疾患なし	免疫不全なし	抗菌薬投与なし 48時間以内の予防接種なし
身体所見	全身状態良好 局所感染徴候なし	Yale Observation Scale≦10 細菌感染徴候なし	トキシックではない 局所感染徴候なし
検査所見	WBC5,000〜15,000/μL 桿状核球＜1,500/mm³ 尿中WBC＜10/HPF 下痢の場合，便中WBC＜5/HPF	WBC＜15,000/μL 桿状核球／好中球比＜0.2 尿中WBC＜10/HPF，細菌が認められない 髄液中WBC＜8/μL，グラム染色陰性 下痢の場合，便中WBC＜5/HPF	WBC＜20,000/μL 尿中WBC＜10/HPF，もしくはエステラーゼ陰性
胸部X線検査	―	浸潤影なし	浸潤影なし
治療	なし	なし	CTRX 50mg/kg 筋注

尿路感染症

- 尿路系の感染症であり，上部尿路感染症である腎盂腎炎，下部尿路感染症である膀胱炎に大別されるが，ここでは上部尿路感染症について説明する。
- 発症頻度は過去の報告においてばらつきがあるが，予防接種導入以降，最も遭遇する機会の多い細菌感染症である。発症リスクとして，新生児，乳児，女児，完全包茎男児，免疫不全，解剖学的異常（膀胱尿管逆流症，後部尿道弁）が挙げられる。
- 乳幼児で認められる症状は発熱，嘔吐，活気の低下など非特異的であり，年長児で認められる頻尿，腰痛，costovertebral angle（肋骨脊椎角）の圧痛などは認められない。
- 尿検査上において尿定性でエステラーゼ検査陽性や亜硝酸塩陽性，尿沈渣で尿中白血球 > 10/HPF であれば疑わしく，カテーテル採尿，もしくはクリーンキャッチによる中間尿を採取し，尿培養検査を施行し，抗菌薬の投与を開始する。
- 採尿パックによる培養は採取するまでの時間がかかる上，コンタミネーションが多く，尿路感染症の診断に用いることができない。採尿パックによる尿検査で異常を認めた場合，カテーテル採尿による検査によって確認することが必要となるため，乳幼児で尿路感染症の確認が必要な際は，最初からカテーテル採尿を施行する。
- 急性巣状性細菌性腎炎（acute focal bacterial nephritis；AFBN）は腎盂腎炎の重症亜型であり，腎膿瘍へ進展しうる病態と考えられているが，尿所見で異常が認められないことがある。尿路感染症を疑い抗菌薬投与開始後も発熱が持続する場合や不明熱精査時には本疾患も念頭に造影CT検査を考慮する。

潜在性菌血症

- Hibワクチンおよび PCV7 もしくは PCV13 の定期予防接種が開始されるまでは，生後3カ月から3歳までのトキシックではなく元気にみえる，39℃以上の発熱を認める患児の約5%に潜在性菌血症を認めていた[14, 15]。
- 最も多く検出される細菌は *Streptococcus pneumoniae*（肺炎球菌）であり80%，ついで *Haemophilus influenzae* type b（Hib）が20%であり，潜在性菌血症から5〜10%程度が細菌性髄膜炎などに進展することがあるため，早期に検出することが小児救急の現場では重要と考えられていた。そのため過去において，この年齢層の発熱患児は血液検査を施行し白血球数を参考にしながら血液培養検査を施行することが一般的であったが，HibワクチンおよびPCV導入以降，潜在性菌血症の発生率は劇的に減少しており，現在はいずれの報告においても発生率が1%未満[16, 17]となっている。
- 現在，HibワクチンおよびPCV13を接種している生後3カ月以降のトキシックではない発熱患児においては，積極的な潜在性菌血症の鑑別は必要なく，症例ごとにリスクを考えながら診療を行う。

- HibワクチンやPCV接種によってリスクは軽減するが，潜在性菌血症の発症率が0になるわけではないことに注意する。PCVの定期接種が開始された世界各国からPCVに含まれない血清型の*S. pneumoniae*による侵襲性細菌感染症の報告が相ついでおり[18, 19]，日本においても例外ではない[20]。

5 外せないrareな鑑別疾患・合併症

細菌性髄膜炎

- 日本の細菌性髄膜炎は正式なサーベイランスの欠如から正確な実数は不明であるが，全国調査[21]においては年間1,500例と推定されており，このうち小児例が70%を占めていた。2008年12月からはHibワクチンの，2010年2月からはPCV7の国内販売が開始され，2011年からは公費助成が多くの自治体でなされるようになった。2013年4月からは定期接種化され，2013年11月からはPCV7からより広い血清型をカバーするPCV13へと置き換えられ，公費助成前後においてHib髄膜炎罹患率は98%，*S. pneumoniae*髄膜炎罹患率は61%の減少を認めている[22]。現在，乳児期早期であれば*Streptococcus agalactiae*（GBS），*Escherichia coli*，*Listeria monocytogenes*，それ以降ではPCV13に含まれない血清型の*S. pneumoniae*や*Neisseria meningitidis*などを起因菌として考慮する。
- 発熱に嘔吐，易刺激性，食欲低下，けいれん，傾眠傾向，項部硬直，意識障害などを認めた場合，中枢神経系感染症を鑑別する必要がある。2歳未満の乳幼児では典型的な髄膜刺激徴候が現れないことが多く，髄膜刺激徴候（項部硬直，ケルニッヒ徴候など）が陰性であっても細菌性髄膜炎を否定することはできない。
- 確定診断のためには髄液穿刺による髄液検査（髄液細胞数，髄液糖，髄液蛋白量，グラム染色検査，培養検査）が必須であるが，検査を施行するのに時間がかかり治療開始が遅れる場合やショックを呈している場合，血液培養検査を採取の上，抗菌薬の投与を開始する。

骨髄炎

- 血行性播種や，外傷などから直接的に，または蜂窩織炎などの隣接組織から進展して細菌が骨に感染したものであるが，小児における急性骨感染症は血行性のものが最も頻度が高い。先進国では約8人/小児10万人/年の頻度で認められ，男児は女児の2倍の頻度で罹患する。
- *S. aureus*感染が最も一般的であり*Streptococcus pyogenes*（GAS），*S. pneumoniae*

が続く。4歳未満児では*Kingella kingae*が最も一般的な原因となる。

■ 古典的な症状として，発熱，局所の圧痛，跛行，歩行困難，時に感染部位に一致した皮膚軟部組織の発赤と腫脹が認められる。診断として血液検査（炎症反応：CRP値と赤血球沈降速度），培養検査（血液・腐骨）と画像検査（単純X線検査・MRI検査）が行われるが，治療として長期間の抗菌薬投与が必要になるため，抗菌薬投与前に必ず血液培養（陽性率40％程度であるが）を採取しなければならない。

パールメッセージ

▶ 発熱診療において，原因の鑑別も不十分な状況でCRP値が高いからとりあえず抗菌薬を処方することは，患者の予後を改善させずに悪化させる行為であり，慎まなければならない。

▶ 発熱患児の中から重症感染症に罹患している患児を見つけるには，第六感（gut feeling）も重要である。軽症にみえるが何となくおかしい，と感じた児が重症感染症を有する可能性は高く（陽性尤度比25.5），この第六感に寄与するのは両親の，普段と何かが違う，という不安感である[23]。

▶ 細菌性髄膜炎の確定診断には髄液検査が必要であるが，敗血症性ショックの状態に陥っている患児に髄液検査を行うことは禁忌と考える。小児の細菌性髄膜炎は血流感染から発展している場合が多いため，しっかりと血液培養を採取した上で抗菌薬治療とともにショックへの治療介入を行い，状態が安定した後に，髄膜炎であったかを確認するため髄液検査を施行する。

▶ 発熱と意識障害の患児では中枢神経系感染症に目が行きがちであるが，たとえば甲状腺クリーゼのような内分泌疾患や，尿素サイクル異常症などの代謝疾患，薬物中毒など，鑑別疾患は感染症以外にも多岐にわたる。疾患を決めつけることなく，初療を行いながら鑑別を進めていく。

文 献

1) Shaw KN, et al：Fleisher & Ludwig's Textbook of Pediatric Emergency Medicine. 7th ed. Shaw KN, et al, ed. Lippincott Williams & Wilkins, 2015, p177-86.
2) Craig JV, et al：BMJ. 2000；320(7243)：1174-8.
3) Stanley R, et al：Pediatr Emerg Care. 2005；21(5)：291-4.
4) American Heart Association：PALSプロバイダーマニュアル AHAガイドライン2010準拠. 宮坂勝之, 監. シナジー, 2013.
5) Shime N, et al：Intensive Care Med. 2012；38(7)：1191-7.
6) Slinger M, et al：JAMA. 2016；315(8)：801-10.
7) 西田 修, 他：日本版敗血症診療ガイドライン2016, 日集中医誌. 2017；24：S1-S232, 日救急医会誌. 2017：28：S1-S232.
8) Goldstein B, et al：Pediatr Crit Care Med. 2005；6(1)：2-8.
9) Jaskiewicz JA, et al：Pediatrics. 1994；94(3)：390-6.
10) Baker MD, et al：N Engl J Med. 1993；329(20)：1437-41.

11) Baskin MN, et al:J Pediatr. 1992；120(1):22-7.
12) Greenhow TL, et al:Pediatrics. 2016；138(6). pii:e20160270.
13) Mintegi S, et al:Arch Dis Child. 2017；102(3):244-9.
14) McGowan JE Jr, et al:N Engl J Med. 1973；288(25):1309-12.
15) Teele DW, et al:J Pediatr. 1975；87(2):227-30.
16) Herz AM, et al:Pediatr Infect Dis J. 2006；25(4):293-300.
17) Benito-Fernández J, et al:Pediatr Infect Dis J. 2010；29(12):1142-4.
18) Hicks LA, et al:J Infect Dis. 2007；196(9):1346-54.
19) Weinberger DM, et al:Lancet. 2011；378(9807):1962-73.
20) 常　彬, 他:IASR. 2013；34(3):64-6.
21) Kamei S, et al:Intern Med. 2000；39(11):894-900.
22) 菅　秀, 他:IASR. 2014；35(10):233-4.
23) Van den Bruel A, et al:BMJ. 2012；345:e6144.

07 紫斑，出血傾向

神薗淳司

知っておくべきポイント

▶ 外因系出血を有する患者を診た場合，まず局所的な問題（外傷）によって生じたものか，全身的な出血性疾患（血小板─凝固異常）により生じたものかを詳細な身体診察と問診により判断する。出血部位の把握，発症時期の推測，的確な問診と血液凝固線溶検査の解釈により，出血性疾患の有無や鑑別診断は比較的容易になる。

▶ 小児救急外来では重大な先天性血液凝固疾患や急速に進行する後天性血小板─凝固異常に遭遇することもあり，迅速な判断のもとに処置や治療を実践する。

▶ 生命予後とQOLの改善をめざすためには自施設の診断・治療の限界を知り，迅速で的確な判断を行うことが不可欠である。そのためにも，常日頃より小児血液・腫瘍を専門とする医師が在籍する施設と連携をとっておく必要がある。

専門医へ紹介すべき事象

▶ 特発性血小板減少性紫斑病〔初回免疫グロブリン大量静注療法（IVIG）抵抗例〕

➡ 必ずしも骨髄検査は必須ではないが，初期のγグロブリン療法に反応が乏しい症例でステロイド療法を開始する前に，骨髄検査による他の疾患の除外が不可欠となる。巨大血小板の出現などは，先天性血小板減少症を疑わせる所見であり注意を要する。熟練した臨床検査技師や血液腫瘍を専門とする医師による末梢血や骨髄の塗抹標本の観察は，このような観点から欠かせない。

▶ 血球貪食性リンパ組織球症

➡ 重症細菌感染症，ウイルス感染症に伴う播種性血管内凝固症候群（DIC）の場合は多臓器不全（multiple organ failure；MOF）の1つとして基礎疾患の治療に専念すべきである。しかし，EBウイルス感染などに併発する血球貪食性リンパ組織球症（hemophagocytic lymphohistiocytosis；HLH）では，合併する好中球減少症に対する十分な感染症の管理を必要とし，エトポシド（VP–16）やシクロスポリンA（CyA）などの抗腫瘍薬や免疫抑制薬の併用治療や骨髄移植も視野に入れた治療となるため，白血病，再生不良性貧血と同様に小児血液腫瘍の専門施設によるトータルケアが必須である。

▶ 血友病・von Willebrand病

➡ 血友病やvon Willebrand病の診断とその後の止血管理にも，十分な臨床経験に基づいたトータルケアが要求される。

1 これだけは知っておきたい小児救急診療のknack！

- 出血は血管内皮の損傷により血液が血管外に漏れ出る現象の総称である。血小板系（一次止血）と凝固因子系（二次止血）が出血後の止血に，線維素溶解系（線溶系）がその後の血管の修復に働き，両者の均衡は血管内皮の修復と機能維持を担っている。この止血と線溶機能と血管に生じた先天性・後天性量的・質的異常の病態の総称を出血傾向と言う。
- 出血を主訴に来院した患者では，まず全身の皮膚，粘膜の点状出血，紫斑の有無を把握する。紫斑（purpura）は，直径3mm未満の点状出血（petechia），直径2cmまでの溢血斑あるいは斑状出血（ecchymosis）と大きな広汎性皮下出血（suggillation）に分類される。
- 発疹との鑑別は，透明プラスチック板で圧迫すると紅斑が消退することで鑑別可能である。紫斑は，発症時には鮮紅色であるが，日時とともに暗赤色→紫褐色→黄色→退色へと変化する。色素沈着は消退までに時間がかかることが多い。
- 口腔内，特に頬粘膜や歯肉の出血，歯根部の血液の付着，鼻粘膜の観察も欠かせない。出血部位が皮膚，粘膜のみの場合，血管や血小板系の異常を疑わせる。
- 皮膚粘膜の出血を欠き，広範な皮下組織の腫脹，関節の腫脹や運動障害など深部組織（筋肉，関節）の出血は，血液凝固系の異常を疑わせる所見である。
- 紫斑の分布では，百日咳などの激しい咳嗽に伴い顔面に限局した紫斑をみる場合がある。不自然な斑状出血や広汎性皮下出血が散在する場合には身体的虐待を念頭に置く必要がある。
- 随伴症状により出血の原因疾患が鑑別可能である。けいれんや意識障害の有無，外傷の既往，発熱や肝脾腫，リンパ節腫脹や臓器腫大の有無，腹痛や関節痛・腫脹および歩行困難などの運動制限の有無は必須である。
- 血液疾患（白血病，再生不良性貧血）などの既往のみならず，皮膚粘膜の出血の既往，月経時出血の状況，出生時の臍からの出血の有無などを聴取すべきである。サリチル酸製剤，非ステロイド性抗炎症薬などの薬物投与歴も重要である。
- 血液凝固異常症は家族歴が診断の手がかりになる場合がある。
- 乳幼児では予防接種歴を聴取する。接種ワクチンの種類と接種部位の時期の確認が不可欠である。

確診のための基本知識——必要な検査項目と小児期の正常値

- 小児期における血液凝固関連検査の新生児期からの正常値と成人正常値に達する時期を**表1**[1]に示した。いずれも出血傾向の鑑別診断に不可欠な検査項目を列挙した[1]。
- Duke法による出血時間は，測定値が基準範囲であっても軽症の血小板機能異常やvon Willebrand病は否定できない。逆に血小板数が50,000/μL以上にもかかわらず延長がみられれば，血小板機能異常が強く疑われる。
- プロトロンビン時間（PT）は採血に手間取ると短縮や延長がみられ，血漿分離後直ちに測定する必要がある。6時間以内なら4℃保存で，それ以降なら−20℃以下で凍結保存する。
- 活性化部分トロンボプラスチン時間（APTT）は正常コントロールより10秒以上延長している場合には異常と考えられる。やはり採血に手間取ると延長する。PT以上にヘパリン混入の影響を受ける。
- ヘパリン混入時，フィブリノゲンは見かけ上の低値をとる。400mg/dL以上の高値では再現性が悪く，60mg/dL以下では通常のトロンビン法の限界となる。

表1　新生児期の血小板数，出血時間と主な血液凝固因子の正常値

日齢	血小板数（/μL）	出血時間（min）	PT 実測値（sec）	PT INR（ratio）	APTT（sec）	Fbg（mg/dL）	FDP/Dダイマー（μg/mL）
0	24.7±6.8						
1〜2	27.2±8.4		10.1〜15.9	0.53〜1.62	31.3〜54.5	150〜373	＜1.0
3〜4	28.1±6.8						
5〜7	29.1±3.9	1〜4	10.0〜15.3	0.53〜1.48	25.4〜59.8	160〜418	
30			10.0〜14.3	0.53〜1.26	32.0〜55.2	150〜414	＜1.0
90	15〜40		10.0〜14.2	0.53〜1.26	29.0〜50.1	150〜352	
180			10.7〜13.9	0.61〜1.17	28.1〜42.9	150〜360	
成人			10.8〜13.9	0.64〜1.17	26.6〜40.3	156〜360	＜1.0

日齢	Ⅷ（%）	vWF（%）	Ⅸ（%）	ⅩⅢa（%）	AT活性（%）	HpT（%）	PIVKA−Ⅱ（AU/mL）
1	50〜178	50〜287	15〜91	27〜131	44.5±10.7	25±10	
5	50〜154	50〜254	15〜91	44〜144	59.2±11.6	48±16	
30	50〜157	50〜246	21〜81	39〜147	62.6±11.8	76±23	＜0.5
90	50〜125	50〜206	21〜113	36〜172	83.7±12.2	—	
180	50〜109	50〜197	36〜136	46〜162	93.9±6.90	—	
成人	50〜149	50〜158	55〜163	55〜155	107.8±12.5	62〜133	＜0.13

（文献1を参考に作成）

- ■ヘパプラスチンテストは，トロンボテストと違い阻止因子（PIVKA）の影響を受けず，真のプロトロンビン，第Ⅶ因子，第Ⅹ因子活性を総合的に測定できる。
- ■FDP/Dダイマーは安定化フィブリンのみから産生されるため，二次線溶亢進の特異的なマーカーとなる。小児で一次線溶のみが亢進する病態はないと考えられ，Dダイマーは DIC の診断はもちろん，血栓性疾患やアレルギー性紫斑病などで広く利用されている。

3 pitfall を回避するためのスキル──血液凝固関連検査の進め方

- ■**表2**に出血傾向のある小児の検査の進め方を示した。
- ■出血斑や出血傾向を呈して来院した患者には，まず血小板数を評価すべきである。血小板減少のみで出血傾向を示すのは，通常3万/μL以下に低下した場合に限られる。3万/μL以上でも急激な減少の過程である場合には出血傾向をきたす。
- ■血小板数を含め，2系統以上の血球減少または白血球増多がある場合には必ず骨髄検査を実施すべきである。

表2　出血傾向のある小児の検査の進め方

第1段階		第2段階		疑わしい疾患	診断確定に必要な検査・治療
血小板数 PT APTT	正常 正常 正常	出血時間	延長	血小板機能異常症（血小板無力症）	血小板機能検査
			正常	アレルギー性紫斑病 第ⅩⅢ因子欠乏症 α_2PI欠乏症	毛細血管抵抗試験 第ⅩⅢ因子活性 α_2PI活性
血小板数 PT APTT	減少 正常 正常	血液像	異常	白血病，再生不良性貧血	骨髄検査および生検
			正常	特発性血小板減少性紫斑病 その他の血小板減少症	血小板サイズの確認 PAIgG測定
血小板数 PT APTT	減少 延長 延長	Dダイマー	異常	播種性血管内凝固症候群	基礎疾患の検索と治療
血小板数 PT APTT	正常 延長 延長	PIVKA-Ⅱ	増加	ビタミンK欠乏性出血症	ビタミンK製剤投与による改善
			減少	ビタミンK依存性凝固因子産生不全症 先天性無フィブリノゲン血症 先天性第Ⅱ，Ⅴ，Ⅹ因子欠乏症 ヘパリン投与	各凝固因子活性 フィブリノゲン量 各凝固因子活性 病歴
血小板数 PT APTT	正常 正常 延長	出血時間	延長	von Willebrand病	第Ⅷ因子量，vWF量
			正常	先天性第Ⅷ，Ⅸ，Ⅺ因子欠乏症 （血友病A，B）	各凝固因子活性
血小板数 PT APTT	正常 延長 正常			先天性第Ⅶ因子欠乏症 先天性第Ⅱ因子欠乏症（軽症）	第Ⅶ因子活性 第Ⅱ因子活性

■ 肝逸脱酵素（AST，ALT）の上昇や黄疸，肝腫大などを合併している場合には，肝不全や肝炎の合併を考慮し，血液凝固能検査は欠かせない。

4 commonな鑑別疾患とその方法
──小児救急で見逃せない出血性疾患と初期治療

▌特発性血小板減少性紫斑病

■ 小児の出血性疾患の中で最も頻度が高く，何らかのウイルス性疾患や予防接種後に続発する急性型が約80％を占める。赤血球，白血球の形態に異常のない血小板減少症で，通常は除外診断で各種疾患を否定する必要がある。

■ 全身性エリテマトーデス（SLE）などの膠原病，抗リン脂質抗体症候群，小型血小板（Wiskott-Aldrich症候群）などが鑑別診断として重要となる。

■ 新生児期～乳児期の血小板減少は，身体診察により血管腫を見逃さない。Kasabach-Merritt症候群はDICを起こす難治性血管腫である。

■ 初期治療は，血小板数が20,000/μL以下で活動性出血をきたしている症例でγグロブリンの1～2g/kg投与を実施すべきである。無反応例や再低下症例ではγグロブリンの再投与，プレドニゾロン（PSL）やメチルプレドニゾロン（mPSL）のステロイド投与を3～7日後に考慮する。

■ 急性型ITP（特発性血小板減少性紫斑病）は時間～日単位で急激な血小板減少を引き起こす。点状出血や斑状出血を見逃さない。20,000/μL以下の症例は絶対的入院適応である。乳幼児では致死的な頭蓋内出血の可能性がある。

▌播種性血管内凝固症候群（DIC）と血球貪食性リンパ組織球症（HLH）

■ 小児のDICの診断基準を**表3**に示した[2]。この診断基準は，血小板数と血管内凝固を

表3 小児のDIC診断基準（松田試案[3]を改変）

DICの原因となる疾患が存在すること

		血小板数（/μL）		
		＜10万	10万≦ ＜15万	15万≦
Dダイマー（μg/mL）	0.2≦ ＜0.5	DICの疑い	DICを否定できない	
	0.5≦ ＜1.0	DIC	DICの疑い	DICを否定できない
	1.0≦	DIC	DIC	DICの疑い

3～5日以内のDダイマーの著増，血小板数の著減はDICの疑いが強い。
血小板産生低下（白血病，再生不良性貧血）のみられる例ではDダイマーのみが参考となる。
重症感染症で肝機能障害，血清蛋白低下がないのにフィブリノゲンが正常であればDICが疑われる。

（文献2より引用）

特異的に反映するDダイマー値によるDICの早期診断に有用で，フィブリノゲンやPTなど肝の蛋白合成能や炎症の影響を受けやすいマーカーが割愛されている。

- DICを呈する基礎疾患の中でHLHは，EBウイルスをはじめ様々なウイルス感染症や悪性腫瘍・自己免疫性疾患を背景に発症する。診断基準[4]を**表4**に示した。

- HLHは，無治療では致死的経過をとる発熱性疾患である。肝脾腫やDIC所見とAST／LDH／フェリチン（ferritin）上昇を見逃さない。

表4　HLH診断ガイドライン 2009

（1）以下の遺伝子異常が同定された場合 　　perforin（PRF1）➡FHL2 　　MUNC13-4➡FHL3 　　STX11➡FHL4 　　Rab27A➡Griscelli症候群 　　LYST➡Chediak-Higashi症候群 　　AP3B1➡Hermansky-Pudlak症候群（type 2）
（2）以下の4項目のうち少なくとも3つを満たす場合 　①発熱 　②脾腫 　③肝炎 　④2系統以上の血球減少 　　Hb＜9.0 g／dL 　　好中球＜1,000／μL 　　血小板＜100,000／μL
（3）以下の4項目のうち少なくとも1つは必須 　①血球貪食像 　②フェリチン高値（＞500ng／mL） 　③可溶性IL-2レセプター高値（＞2,400U／mL） 　④NK細胞活性低値
（4）他の参考検査所見 　高トリグリセライド血症（＞265mg／mL） 　低フィブリノゲン血症（＜150mg／dL） 　低ナトリウム血症

備考（1）の遺伝子異常が同定できない場合には，（2）の4項目のうち3つを満たし，（3）の4項目のうちの1つを満たせばHLHと診断できる。
FHL：家族性血球貪食性リンパ組織球症　　　　　　　　　　　　（文献4より改変）

IgA血管炎（Henoch-Schönlein紫斑病）

- 小児期に発症する全身性血管炎の代表的疾患である。発症には季節性があり，9〜11月に多い。紫斑のみでは緊急性はないが，随伴する腹痛，関節痛を見逃さないこと。臨床的特徴と必要な検査を**表5**に示した。時に溶連菌やマイコプラズマ感染が先行して発症する。血管炎の結果生じる第XIII因子活性低下やFDP／Dダイマー値の上昇が病勢を反映する。

- 一般に自然治癒する場合が多いが，腹痛や関節痛に対してはステロイド投与や第XIII因子製剤の投与が必要となる。

表5 アレルギー性紫斑病の臨床症状の特徴と必要な検査

皮膚	出血斑	斑状あるいは点状（ほぼ全例） 好発部位は，下肢＞臀部＞上肢＞体幹，顔面
	蕁麻疹様発疹	出血斑に移行する場合が多い
	Quinke型限局性浮腫	好発部位は頭部，眼瞼，口唇，陰部，足背，手背
腹部	仙痛	急性腹症で発症。嘔吐，吐血を伴う例あり（2/3の症例）
	血便	肉眼的血便あり。便潜血陽性
	合併症	腸重積，腸閉塞，壊死性腸炎，腸穿孔
	反復性腹痛	腹部症状のみが先行する場合あり
	病理	粘膜下浮腫と出血
関節	圧痛，運動時痛	関節腫脹を伴う場合あり（半数〜2/3症例） 膝，足関節に多い。肘，手関節にも発症する 数日で消退する場合あり
	病理	滑膜炎。関節液は漿液性滲出液が貯留（血性でない）
腎	尿所見異常 尿潜血，蛋白尿	急性期の約40%にみられる 約半数が発症後10日以内に発症 1〜2カ月後に発症する場合あり 多くは自然治癒。慢性腎疾患，腎不全に移行する場合あり
神経	けいれん 麻痺，視力障害，意識障害	
心	心膜炎	
筋	筋肉内出血	
眼	結膜炎，ぶどう膜炎	
必要な検査		
血液	血算（血液像を含む）	炎症反応	ESR, CRP
		免疫	IgG, IgA, IgM, IgE, C3, C4, CH50, 抗核抗体（定性）
		凝固	PT, APTT, Dダイマー, 第XIII因子活性
		生化学	AST, ALT, LDH, T-Bil, D-Bil
		感染症	ASO, ASK, マイコプラズマ抗体
尿	一般検尿・沈渣		
画像	胸部・腹部X線，腹部エコー		
培養	咽頭培養		

- 紫斑病性腎炎は発症後1カ月以内の血尿や蛋白尿の持続で発症し，注意深い観察が要求される。

白血病

- 小児悪性腫瘍で最も頻度の高い疾患である。血小板減少に末梢血白血球分画異常や貧血を伴い診断に至ることが多い。臨床症状では鼻出血や紫斑，発熱，肝脾腫，リンパ節腫脹がある。

■ 初診時の白血球数，ステロイド治療反応性および染色体，細胞表面マーカーに基づいた詳細なリスク分類別プロトコールが実施されている。

5 外せないrareな鑑別疾患・合併症

再生不良性貧血

■ 通常，MCV値が正常から高値を示す貧血や顆粒球減少を伴い発症する。骨髄塗抹標本や骨髄生検で確定診断する。胸腰椎MRI（STIR法）による骨髄脂肪髄化の所見も診断の参考になる。凝固能に異常がないこと，HbF高値やエリスロポエチン高値も再生不良性貧血を示唆する検査所見である。

■ 重症度分類（**表6**）により治療方針が決定される。輸血依存性の中等症以上の症例には小児再生不良性貧血治療研究会のプロトコールに従いATG＋G-CSF＋mPSL＋CyAの免疫療法が選択される。時に肝炎に再生不良性貧血を合併する場合もある。早期の免疫療法導入は，汎血球減少のみならず肝炎への効果も報告されている。

表6 再生不良性貧血の重症度分類

最重症	重症	中等症
重症でかつ 好中球数＜200/μL	好中球数＜500/μL 血小板数＜20,000/μL 網状赤血球数＜20,000/μL	好中球数＜1,000/μL 血小板＜50,000/μL 網状赤血球数＜60,000/μL
	少なくとも上記2つを満たし，最重症でない	少なくとも上記2つを満たし，最重症，重症でないもの

血友病，von Willebrand病

■ 軽症の外傷に伴う関節内出血，頭蓋内出血，腹部臓器内出血，筋肉内出血などの深部出血では紫斑がなくとも血友病などの重大な血液凝固異常が潜んでいると判断し精査を進める。

■ 男児で外傷後の関節内出血を見逃してはならない。単なる打撲と違い，時間とともに腫脹してくる。学童期以降に診断される中等症から軽症の血友病を鑑別に挙げておく。

■ 筋肉内出血［特に深部筋：腸腰筋（iliopsoas）出血］を見逃してはならない。血友病では頭蓋内出血と並んで緊急性の高い出血部位である。

■ 軽症から中等症の血友病（凝固因子活性＞5.0％）やvon Willebrand病は必ずしもAPTTが延長しない。軽症のvon Willebrand病はわが国で実施されている出血時間（Duke法）では異常が出ない場合がある。

■ 病歴や出血部位などから血友病，von Willebrand病が疑われる場合には第Ⅷ，Ⅸ

因子活性，vWF活性をそれぞれ測定する必要がある。vWF活性は30〜40％の低下でも止血困難をきたすが，第Ⅷ，Ⅸ因子活性は5.0％未満で初めて出血傾向を示す。

- von Willebrand病は父母のいずれかに出血傾向がみられることが多いが，遺伝性凝固障害である血友病はその30〜40％が孤発例である。血友病の初発症状では，乳幼児期の紫斑，皮下血腫，鼻出血，口腔内出血などの表在性出血が多いことに注意すべきである[5]。

ビタミンK欠乏症[5]

- 生後1週間以降の母乳栄養児の頭蓋内出血は乳児ビタミンK欠乏性出血症の可能性が高い。直ちにPIVKA-Ⅱ，ヘパプラスチンテストを含む凝固採血を実施した上で経静脈的にビタミンK製剤を投与する。投与2〜4時間後の検査で改善を確認する。
- 同時に肝障害（胆道閉鎖症，シトルリン血症など）や感染症がないことも確認する必要がある。

パールメッセージ

出血傾向の子どもへの欠かせない診療姿勢

▶ 日常遭遇しない紫斑や鼻出血などの出血傾向は，患者・家族にとって非常に不安なものである。十分な検査結果の説明とその後の診断・治療方針の迅速な決定を実践し，かつ患者・家族への精神心理的配慮も欠かせない[5]。

▶ 鼻出血は小児救急外来で遭遇する粘膜出血の代表である。鼻出血の程度は様々であるが，5〜15分で止血するため，救急外来受診時には止血していることが多い。注意すべき鼻出血は，以下の①〜③であり，これらは背景に血液凝固異常の可能性を示唆する所見である。

①1時間以上止血しない場合

②止血に耳鼻科医の処置を必要とした場合

③出血による貧血がある場合

▶ 休日・夜間には凝固検査（PT／APTT／フィブリノゲン）ができない施設も多い。臨床所見と出血部位により出血傾向の緊急性を的確に判断した上で，後日の凝固検査のための血漿保存（クエン酸Na加血漿）は不可欠となる。

文 献

1) 白幡 聡：こどもの検査値ノート. 戸谷誠之, 他編. 医学書院, 1997, p78-113.
2) 朝倉英策, 他：新しいDICの病態・診断・治療. 中川雅夫, 編. 医薬ジャーナル社, 2001, p70-1.
3) 松田 保, 他：DIC診断基準の問題点. フィブリノゲンとプロトロンビン時間の意義について. 厚生省特定疾患血液凝固異常症調査研究班, 平成4年度研究報告書. 1993, p105-9.
4) Filipovich AH：Hematology Am Soc Hematol Educ Program. 2009：127-31.
5) 神薗淳司：救急医学. 2005；29(12)：1735-42.

08 咳嗽，喘鳴

田村卓也

■ 知っておくべき
ポイント
- ▶ 小児では，その解剖学的な特徴から容易に喘鳴をきたしやすい。
- ▶ 喘鳴は，鼻腔から細気管支に至るまで，いずれの部位の気道狭窄においても発生する。
- ▶ 先天的な構造異常が喘鳴の原因となることがあるので，早期乳児や反復，遷延する症例においては考慮する必要がある。

■ 専門医へ
紹介すべき事象
- ▶ 重症例では，専門医を含めた救急対応可能な施設への紹介が必要である。
- ▶ 軽症であっても経過が遷延する，頻繁に反復するなど，一般的な経過と異なる際には，解剖学的な基礎疾患などを考慮し専門医での診療が必要となる。

1 これだけは知っておきたい小児救急診療のknack！

■ 小児は相対的に気道径が細いため，容易に気道狭窄をきたし喘鳴の原因となる。気道抵抗は気道半径の4乗に反比例するので，同じ1mmの狭小化でも元が細い小児においては飛躍的に気道抵抗が増大する（**図1**）[1]。

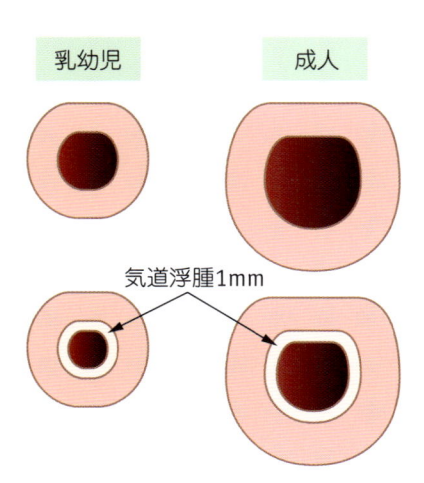

気道抵抗 $R \propto \dfrac{1}{(管腔半径)^4}$

	乳幼児	成人
気道内径	4mm	8mm
気道内径（浮腫あり）	3mm	7mm
気道抵抗	↑16倍	↑3倍
断面積	↓75%	↓44%

図1 乳幼児と成人の気道の比較

（文献1より改変）

- 小児患者，特に乳幼児においては，診断に非協力的であり深呼吸や強制呼気での聴診は不可能なことが多い。そのため，以下のようにいろいろな工夫を凝らしながら，診療を行う必要がある。

  ①啼泣時の聴診では，深吸気の聴診が可能となる（一方で啼泣時には呼気の聴取は不可能となる）。

  ②風車，ティッシュなどを顔の前に当てて，深呼吸を促す。

  ③患者の呼気に合わせて優しく腹部を圧迫し，強制呼気のような呼吸パターンをつくりだす。

- 喘鳴が出るような呼吸様式では，一般的に咳嗽が誘発されやすい。したがって，年長児の喘息発作などで発作状態に慣れが生じている患者においては，喘鳴を出さないように（咳嗽を避けるように）呼吸パターンを調整していることがある。このような場合には，積極的に深呼吸や強制呼気を促すことで喘鳴の有無をきちんと評価する必要がある。

- また，喘鳴を伴うような呼吸障害の児では，啼泣や興奮などで呼吸状態のさらなる悪化をきたすことがあり，診療環境の整備（親のだっこや膝の上など）を可能な限り心がける必要がある。

2 確診のための基本知識

- 喘鳴とは胸部の聴診所見の1つであり，連続性の複雑音を表現する言葉である。主に気道の狭窄を示唆する異常呼吸音であり，口語的には「ヒューヒュー」「ゼーゼー」「ゼロゼロ」などと表現されることが多い。

- 発生部位がより中枢側であったり，音量が大きかったりすると，聴診器を使用せずに聴取することができる。喘鳴は，気道の狭窄部位において気流のスピードが上昇することで，乱流が強くなり気道壁の振動などが生じることで発生すると言われている。したがって，狭窄部位があっても気流スピードが速くなければ聴取できないし，より重症化して気流がほとんどなくなれば聴取できなくなってくる。つまり，患者の呼吸パターンによっても左右されることがあるということを理解しておく必要がある[2]。

- また，喘鳴は「喘鳴のタイミング」「聴診上の最強点」「音のピッチ（音程の高低）」「単音性か多重音性か」の4つの要素を用いて表現されるものであるが，小児では呼吸が速く，診察に非協力的なことも多いため詳細な分析は難しいことが多い。その中でも「喘鳴のタイミング（出現する呼吸相）」は狭窄部位や狭窄の重症度を推定する上で特に重要な要素であり，注意深く観察を行う必要がある。

- 一般的に胸郭外の気道（咽頭，喉頭，気管上部）由来の喘鳴は，吸気相において聴取さ

れ，胸郭内の気道（気管下部，気管支，細気管支）由来の喘鳴は呼気相において聴取される。これは，胸郭外の気道は吸気時に気道径がより細くなり，胸郭内の気道は呼気時に気道径がより細くなるためである。また，中枢気道（咽頭，喉頭，気管）由来の喘鳴は，発生部位から口までの距離が近いため聴診器なしで聴取可能なことが多い。

3 pitfallを回避するためのスキル

- まずは，喘鳴や咳嗽にとらわれずに呼吸パターンや呼吸数を含めたバイタルサインなどの評価から始めていくと見逃しが少なくなる。
- また，呼吸音や喘鳴は患者の姿勢や呼吸状態や呼吸パターンに左右されるため，何度も繰り返し違った状況で聴診を行っていくことで評価できることもある。特に，治療への反応性を見きわめることは重要であり，吸入等の即効性のある治療においてはその反応性を評価することで，診断的治療としての側面があることを認識しておく。
- 百日咳は，呼吸器疾患としては稀な発作的な症状を呈する疾患であり，診察中に発作的な症状が出現しなければ見逃されることがある。ワクチン接種前の乳児では，百日咳を念頭に問診を行うこと（たとえば，顔を真っ赤にして咳き込まないか？ など）が重要となる。

4 commonな鑑別疾患とその方法

▎吸気性喘鳴

- 吸気性喘鳴の鑑別疾患を**表1**に示す。吸気性喘鳴は中枢気道の狭窄症状であるため，いずれの疾患においても最悪の状況（窒息）を想定した準備と迅速な対応が必要である。一方で興奮や啼泣などにより，容易に気道狭窄が悪化しうるため，なるべく患児が安心できる状態や楽な姿勢で検査・治療ともに進めていくことが望ましい（乳幼児では親に抱いてもらうのが一番）。また，最悪の状況においては，気道確保が必ずしも容易ではない疾患が多く含まれている点にも留意しておく必要がある。
- **表1**に示した通り，感染性と非感染性に分けて考えていくと日常臨床では鑑別を進めやすい。つまり，発熱や喘鳴に先行する呼吸器症状があれば，感染性疾患を中心に鑑別を進めていくことになる。
- 一方，非感染性疾患が疑われた際には，問診がより重要であり，それぞれの疾患のキーワード（気道異物：突然発症の呼吸器症状，アナフィラキシー：食物や薬物を摂取

表1 吸気性喘鳴の鑑別疾患

感染性疾患	ウイルス性クループ
	急性喉頭蓋炎
	急性気管炎
	咽後膿瘍
非感染性疾患	アナフィラキシー
	痙性クループ
	気道異物，食道異物
	抜管後気道浮腫
	vocal cord dysfunction（声帯機能不全症）
	心血管奇形
	気道腫瘤（声門下血管腫，舌根嚢胞など）

後，分単位で進行する症状）が確認されれば，鑑別は容易なことが多い。

■ 吸気性喘鳴の鑑別アルゴリズムを参考までに**図2**[3]に示した。

①ウイルス性クループ

■ 小児の吸気性喘鳴をきたす疾患の中で最も頻度が高い。そういう点では，ウイルス性クループの臨床像や臨床経過をしっかりと把握することが，他疾患との鑑別にもつながってくる。常に「本当にウイルス性クループでよいのか？」という視点を持ちながら診療にあたることでpitfallを避けることができる。

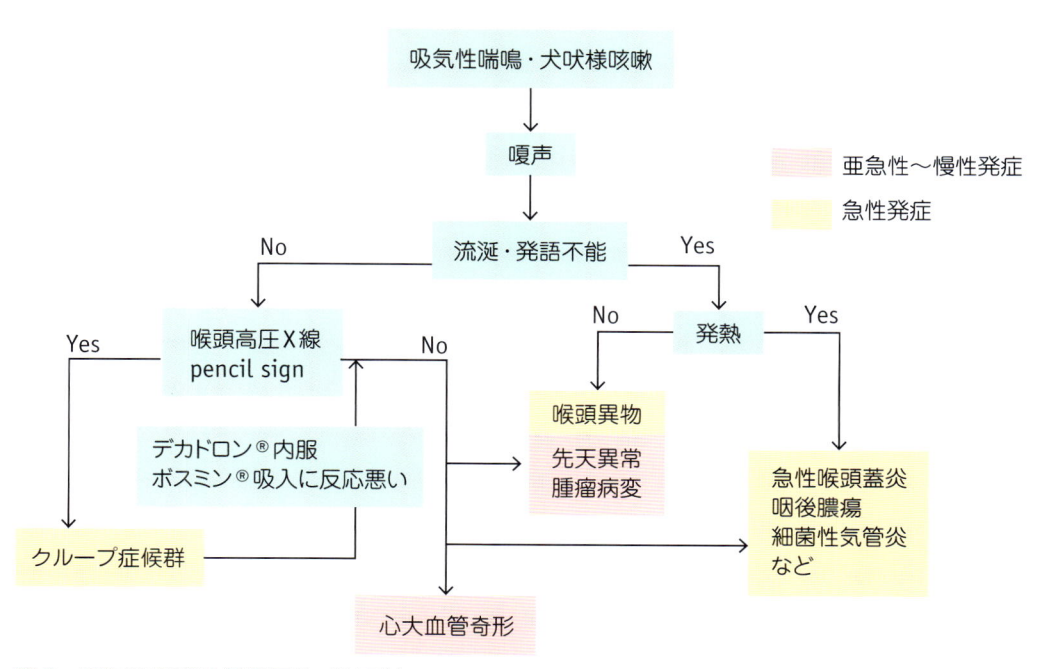

図2 吸気性喘鳴の鑑別アルゴリズム

（市川光太郎：要点をおさえる小児救急・プライマリケア．市川光太郎，編．南江堂，2015, p39-41より許諾を得て転載）

- 臨床像としては，数日間持続する上気道炎症状（発熱，咳嗽，鼻汁）に引き続き，犬吠様咳嗽・嗄声・吸気性喘鳴が出現してくる。一般的に，アドレナリン吸入への反応性は良好であり，吸気性喘鳴や努力呼吸の改善が観察される。症状のピークは発症当日であることがほとんどであり，翌日以降の増悪や再燃はほとんど経験されない。
- 頸部正面のX線検査にて，pencil sign（steeple sign，図3）が有名であるが，気道異物等の他疾患を疑わない状況であれば検査の必要性はなく，臨床診断で十分である。

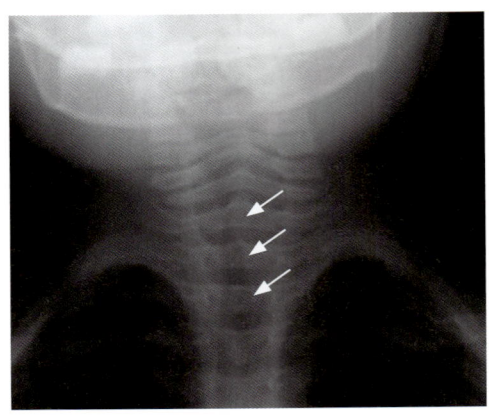

図3　ウイルス性クループ（pencil sign：矢印）

②痙性クループ

- クループ症候群に含まれる概念であるが，基本的には感染症と関係なく，もしくは軽微な上気道炎症状に合併し発症する。非常に急激な発症をとるが，急速に改善するのも特徴である。また，経験的にはアレルギー体質の小児が多い。
- 臨床像として多くは夜間睡眠中に，突然犬吠様咳嗽・吸気性喘鳴で発症し，呼吸困難のため覚醒する。受診時には，比較的強い呼吸窮迫が認められるが，アドレナリン吸入が著効しほとんど無症状となることが多い。

呼気性喘鳴

- 呼気性喘鳴の鑑別疾患を表2に示す。吸気性喘鳴と同様に感染性，非感染性に分けて分類した。しかし，小児では気道感染症が気管支喘息の最大の増悪因子であること，末梢気道の異物は肺炎等（発熱）を伴った時期に受診することがあるなどから，非感染性疾患においても発熱を伴うことが多い。

表2　呼気性喘鳴の鑑別疾患

感染性疾患	急性気管支炎
	急性肺炎
	急性細気管支炎
非感染性疾患	気管支喘息
	気道異物
	アナフィラキシー
	vocal cord dysfunction（声帯機能不全症）
	縦隔腫瘍
	急性心不全

■また，気道狭窄が軽度であったり，咳嗽を避けるために浅在性の呼吸パターンとなり呼気性喘鳴が聴取されないことがある。成人であれば深呼吸や強制呼気を促すことで診察が容易となるが，年長児であってもこのような指示に従えないことは多い。風車やティッシュペーパーを患児の顔の前にかざし，強く吹くように指示すると深呼吸や強制呼気を促すことができる。乳幼児では，呼気相に合わせて胸部や腹部を軽く圧迫し，呼気流速を高めることで軽度な気道狭窄を認識することが可能であるが，嫌がられたり，息ごらえをされ，うまくいかないことも多い。

①気管支喘息

■小児の呼気性喘鳴をきたす疾患の中で最も頻度が高いが，乳幼児期は後述の細気管支炎に代表されるウイルス性下気道感染症で同様の臨床像をとり鑑別が難しいことがある。アトピー性皮膚炎や喘鳴の既往，家族歴，治療反応性などを総合的に判断し診断する。いくつか喘息発症の危険因子を組み合わせたスコアリングが報告されており，その代表が喘息診断インデックス（Asthma Predictive Index；API）（**表3**）[4]である。

■吸気性喘鳴におけるウイルス性クループと同様に「本当に喘息発作でよいのだろうか？」という視点を持ちながら診療にあたることが重要である。

表3 喘息診断インデックス（API）

major criteria 1つまたは minor criteria 2つ以上が陽性	
major criteria	1. 親が喘息の既往（医師により診断されている） 2. アトピー性皮膚炎（医師により診断されている）
minor criteria	1. アレルギー性鼻炎（医師により診断されている） 2. 感冒時以外の喘鳴 3. 好酸球増多：4%以上

（文献4より引用）

②急性細気管支炎

■2歳未満に発症するウイルス性の下気道感染症であり，RSウイルスが原因の疾患としては最多である。喘息発作と非常に似た臨床像を呈するが，気管支拡張薬やステロイドなどの治療が無効であることが多い[5]。

■臨床像としては，数日間の上気道症状（特に鼻汁）に引き続き，咳嗽・喘鳴・呼吸苦（哺乳低下）が出現してくる。重症度は様々であり，自宅療養で軽快するものから，人工呼吸管理を要する重症例まで存在する。下気道感染症ではあるが咳嗽の性状が上気道由来の咳嗽に近く，少し甲高い特徴がある（コンコン，ケンケン）。急性中耳炎の合併頻度が高いので，発熱が遷延する場合（細気管支炎単独であれば3～5日程度）には中耳炎の有無を評価する必要がある。

5 外せないrareな鑑別疾患・合併症

吸気性喘鳴

①急性喉頭蓋炎

- 原因菌のほとんどはインフルエンザ菌type bであり，2008年に導入されたHibワクチンによる予防が可能な疾患である。非常に急速に進行する気道狭窄がその特徴とされる。気道狭窄は時間単位で進行し，場合によっては窒息に至るため大半の症例で気道確保が必要となる。しかし，気道確保が困難なことも多く，麻酔科医，耳鼻科医（緊急時の気管切開）など，万全の体制で診療にあたることが望ましい。その後の集中治療も含めて，高次医療機関での診療が望ましいが，搬送方法などを含めて考慮すべき問題は多い。

- 臨床像としては，発熱当日より進行する吸気性喘鳴，流涎（強い嚥下痛），ふくみ声であり，一般的に咳嗽や嗄声を認めることは少ない。全身状態は不良であり，sniffing positionと呼ばれるように頸部を軽く後屈させ顎先を突き出すような体位をとることがある。

- 頸部の側面X線でのthumb sign（**図4**）は有名であるが，検査時に興奮を契機に窒息となった報告もあり，必須ではない。重症例や低年齢児例においては，喉頭ファイバーとともにより慎重に適応を判断する必要があり，確定診断前の気道確保が優先される。

②細菌性気管炎

- 化膿性気道感染症であり，黄色ブドウ球菌が原因菌としては最多とされる。

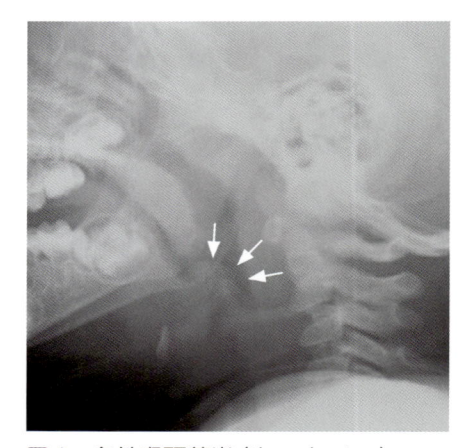

図4 急性喉頭蓋炎 (thumb sign)

- 臨床像として数日間持続する呼吸器症状（咳嗽，発熱）に引き続き，犬吠様咳嗽・嗄声・吸気性喘鳴が出現してくるなど，ウイルス性クループに類似した臨床像を呈して受診する。アドレナリン吸入への反応性の乏しさや遷延し増悪傾向となる呼吸障害などが診断の契機となることが多い。喉頭ファイバーもしくは気管挿管後に気管支ファイバーにて，気管の炎症所見および偽膜形成が観察されれば確定診断となる。

③気道異物

- 気道異物は，異物の部位により臨床像として吸気性喘鳴，呼気性喘鳴の両者をとりうる。

■吸気性喘鳴を主体とする中枢気道の異物は，窒息に至る可能性があり緊急性のきわめて高い疾患である。このような中枢気道の異物においては，現場を目撃していなくても「突然の発症，むせ込み」などの問診から診断に至ることが多い。この点で，呼気性喘鳴を主体とする下気道の異物とは若干の相違点がある。単純写真に写らないような異物でも，CTでは検出可能なことがあり，確定診断および異物の部位を特定する方法として考慮する。ただし，啼泣や体位変換（CT撮像のため臥位にする）などで，異物が移動し完全な窒息に至る可能性もあるため，検査の適応，鎮静薬の適応など，議論すべき点は非常に多い。とにかく，細心の注意を払って診療を進める必要がある。

呼気性喘鳴

①縦隔腫瘍

■非常に稀ではあるが，縦隔原発の腫瘍（リンパ腫や胸腺腫瘍）患者が咳嗽，喘鳴を主訴に受診することがある。呼気性喘鳴を呈する際に気管支喘息発作と決めつけず，特に初回の喘息発作では胸部X線写真などの評価を行う必要がある。また，縦隔腫瘍が疑われる際には喘息発作の治療として一般的なステロイド投与が，腫瘍崩壊などを惹起して致死的な状況に陥ることを念頭に対応する必要がある。

②気道異物

■前述の通り下気道の気道異物は呼気性喘鳴の原因となるが，誤嚥を疑うような典型的なエピソードが問診でははっきりせず，診断までに時間を要することも多い。

■遷延する，反復するなど，一般的な呼吸器感染症，喘息発作とは異なる経過をとるような場合には気道異物を考慮する必要がある。一般的には食べ物などX線透過性の高い異物が多いため，単純写真やCTでの診断も容易ではない。なお，ピーナッツなどは脂肪が多く含まれており，MRIが有効とされている（**図5**）。

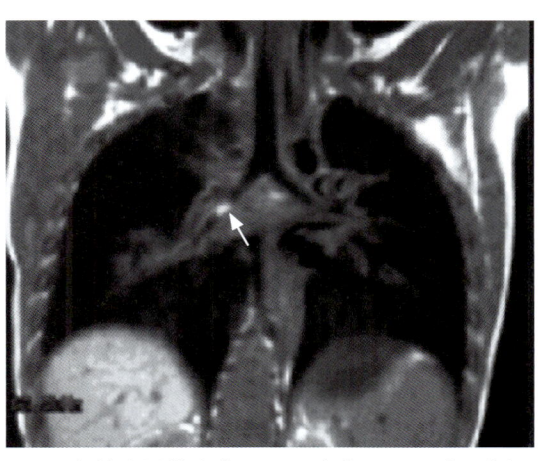

図5 気管支異物（ピーナッツ）（MRI T1強調像）
（写真提供：北九州市立八幡病院小児救急センター）

- 最終的には気管支鏡などの侵襲的な検査，治療が必要となるため，専門施設での診療が必須である。

③急性心不全

- 急性心不全，特に左心不全から肺うっ血，間質性肺水腫となり，喘息発作様の呼吸困難，呼気性喘鳴が出現する。小児期に急性心不全を呈するような病態は少ないが，急性心筋炎，心筋症などの致死的な病態がその代表である。いずれも，循環不全徴候が主体となることが多いが，前述の通り呼吸器症状が主体となる場合もある。

- 呼吸器症状が主体であっても，呼吸のみにとらわれずバイタルサインの評価から行っていくことが重要である。一般的に，肝腫大（肝臓を触知する）は循環不全の徴候としてとらえられているが，喘息発作でも重症例においては，肺が過膨張となり肝臓を肋骨弓下に触知することが可能となる。呼吸不全の患者においても，これらの所見を意識してのぞむことが思わぬ循環不全の発見契機になることもある。

◎

- 本稿では，急性症状としての咳嗽，喘鳴を主に取り上げた。通常，解剖学的な異常が原因となるような喘鳴であれば先天性喘鳴として生下時から持続することが多いが，軽症例においては感染症罹患とともに急性増悪し顕在化することもある。臨床経過がクループや気管支喘息発作などと異なるような場合においては，これら基礎疾患を考慮した精査が必要となる。そのため，急性期から回復期まできちんと患者をフォローアップしていくことが重要である。

パールメッセージ

▶ 喘鳴にとらわれず，まずは呼吸数を含めたバイタルサインの把握から診療を始める。

▶ 喘鳴のタイミングは重要であるので，より注意して観察する。

▶ 解剖学的な異常を含めた稀な疾患へ対応できるように，一般的な病態の症状や経過をきちんと知っておく。

文 献

1) King C, et al:Textbook of Pediatric Emergency Procedures. 2nd ed. King C, et al, ed. Lippincott Williams & Wilkins, 2008, p152.
2) Bohadana A, et al:N Engl J Med. 2014;370(8):744-51.
3) 市川光太郎：要点をおさえる小児救急・プライマリケア. 市川光太郎, 編. 南江堂, 2015, p39-41.
4) Castro-Rodriguez JA:J Allergy Clin Immunol. 2010;126(2):212-6.
5) Ralston SL, et al:Pediatrics. 2014;134(5):e1474-502.

09 胸痛

市橋　光

知っておくべきポイント

▶ 胸痛は重篤な心臓病を想起させ，児や家族が心配し不安を抱えていることが多いが，小児の胸痛が心原性であることは稀である。

▶ 稀ではあるが，心疾患をはじめ重篤な疾患が原因である可能性はあり，それを慎重に鑑別していくことが重要である。

▶ 救急診療の原則として，まず全身状態を評価し，悪いと判断した場合はすぐに治療介入する。

▶ 診断には詳細な問診が重要であり，特に運動と関係する胸痛の場合は心疾患の可能性があり，特段の注意が必要である。

専門医へ紹介すべき事象

▶ 重篤な呼吸器・循環器疾患で増悪が疑われる場合は，専門医へ紹介する。特に心筋炎では，突然の致死性不整脈の発現や急速な心不全の進行があるため，高度専門医療機関への速やかな紹介が必要である。

▶ 運動と関係がある胸痛では，心筋虚血や運動誘発性不整脈が考えられ，確定診断をする必要がある。また，専門医を受診するまでの間は運動を控えさせることを考慮する。

1 これだけは知っておきたい小児救急診療のknack！

■ 小児救急診療における胸痛は，一般小児科外来より急性で重篤感がある傾向がある。そのため，時間をかけた問診ができない場合も多い。来院時はまず意識，皮膚色，呼吸状態を観察し，全身状態を評価することから始める。状態が悪いと判断すれば，酸素吸入を開始し，人を呼び，モニターを装着し，A（気道），B（呼吸），C（循環）のチェックに移っていく。来院時に胸痛が軽快して状態が良好な場合は，適切な問診を行い，鑑別診断を考えながら身体所見をとっていく。その後，必要があれば検査を行うことになる。

■ 小児の胸痛における原因の多くは，生命に関わることのない予後良好な疾患である。しかし，頻度は低いが心原性や呼吸器疾患の中には生命に関わることや，急速に悪化

する場合もある。救急では，常に最悪の事態に備えながら診療を進めていく姿勢が必要である。

- 胸痛を訴える場合，胸郭に存在する臓器の疾患であることが多いが，幼児では胸痛と腹痛の区別が明瞭でないことや，消化器疾患で胸痛をきたす場合もあるし，その逆もある（循環器疾患で腹痛をきたす）ことを考慮しておく。

2 確診のための基本知識

胸痛の原因

- 特発性が最も多く，ほかに筋・骨格・皮膚，呼吸器，消化器，精神・心因性，循環器の各領域における疾患がある。
- 胸痛の原因と言えば心疾患を思い描きやすいが，心原性は5%程度と稀である。しかし頻度は低いが，突然死をきたす疾患も含まれることから，その重要度は最も高いと考える。
- 幼児で胸痛を訴える場合，必ずしも胸痛でなく，他の部位の痛みや苦しい状態を表現していることもあり，より広範囲な鑑別疾患を必要とする。

胸痛の問診

- 問診はいかなる主訴においても重要であるが，その方法は特別なものではなく，胸痛の場合でも基本に沿って行う。系統立てておぼえる方法がいくつかあるが，その1つにOPQRSTがある。

> **O**nset（**発症**）：いつから起こったか，急に起こったのか，徐々に発症したのか。（繰り返す場合は）頻度はどれくらいか，増えているのか。
> **P**rovoking and palliating（**誘発・軽快因子**）：何をしているときに痛むか（運動時か安静時か），起きやすい時刻や時期はあるのか。どうすると痛みが和らぐか。
> **Q**uality（**質**）：どのような痛みか（刺すような，押されるような）。
> **R**egion and **r**adiation（**部位と放散方向**）：痛みの部位とその放散方向。
> **S**everity and **s**ymptoms（**程度と随伴症状**）：痛みの程度はどれくらいか（そのまま我慢して同じようにしていられるか，痛くて前かがみになってしまうか）。嘔気・嘔吐，冷汗，呼吸苦，動悸はあったか。（家族への質問で）顔色は不良だったか。
> **T**ime（**時間**）：持続時間はどれくらいか。

胸痛の診察

- 胸部の診察が中心となるが，消化器に関して腹部も，心臓・循環器疾患に関しては頸静脈の怒張や四肢の脈拍もチェックする。視診，触診，打診，聴診で心臓，肺の疾患を鑑別していく。心疾患が疑われる場合は，臥位での診察が必要である。
- 視診：体型（気胸は痩せ型に多い，Marfan症候群は独特な体型である），胸郭や脊柱，胸壁の異常，皮疹の有無，呼吸の異常（陥没呼吸など努力呼吸の有無）などを確認する。
- 触診：胸骨・肋軟骨接合部，肋間筋の圧痛の有無，腹部の圧痛や筋性防御の有無，四肢の脈拍をチェックする。手を大きく広げて胸壁に付け，呼吸における胸郭の広がりを触知する。年長児では，必要があれば声音振盪の左右差の有無を確認する。
- 打診：鼓音や濁音の有無を確認する。背部の濁音界から肺の下縁を確認する（正常では左右差はない）。
- 心臓の聴診：心音の異常やクリック，過剰心音の有無に注意する。心雑音はその有無だけでなく，大きさ，時相，最強点，性状を確認する。呼吸器の聴診では呼吸音の左右差，副雑音（喘鳴やcrackle）の有無に注意する。

胸痛の検査

- 問診と診察で診断が確定すれば，必ずしも必要ではない。
- 心電図，胸部X線，心エコー検査は，頻度は低いがリスクが高い心疾患を鑑別するための基本的検査であり，有用性が高い。

心電図

- 不整脈，心筋梗塞，心筋の肥大や心腔の拡大がわかる（**図1A**）。運動と関係する胸痛では，必ず（時間外であれば後日）負荷心電図検査を行う（**図1B**）が，成人で一般に行われるダブルマスター負荷心電図は，学童では十分な負荷にならないことがある。その場合は，トレッドミル負荷試験を行う。
- 運動と関係する胸痛で運動負荷をする場合は，リスクを考慮し，医師付き添いなどの対策を考慮する。運動負荷により心筋虚血，不整脈の発生を確認する。

胸部X線

- 心陰影による心拡大の有無，肺野の異常（肺炎の浸潤影，胸膜炎による胸膜の肥厚，肺血管陰影の異常，気胸），骨・軟部組織の異常（骨折，縦隔気腫，皮下気腫，軟部組織の腫脹）を確認する（**図2**）。

心エコー

- 救急外来では壁の動き，心筋肥厚や心腔拡大，心嚢液貯留の有無をチェックする（**図3，4**）。これらの評価は循環器専門医でなくても可能である。紹介された専門医では，

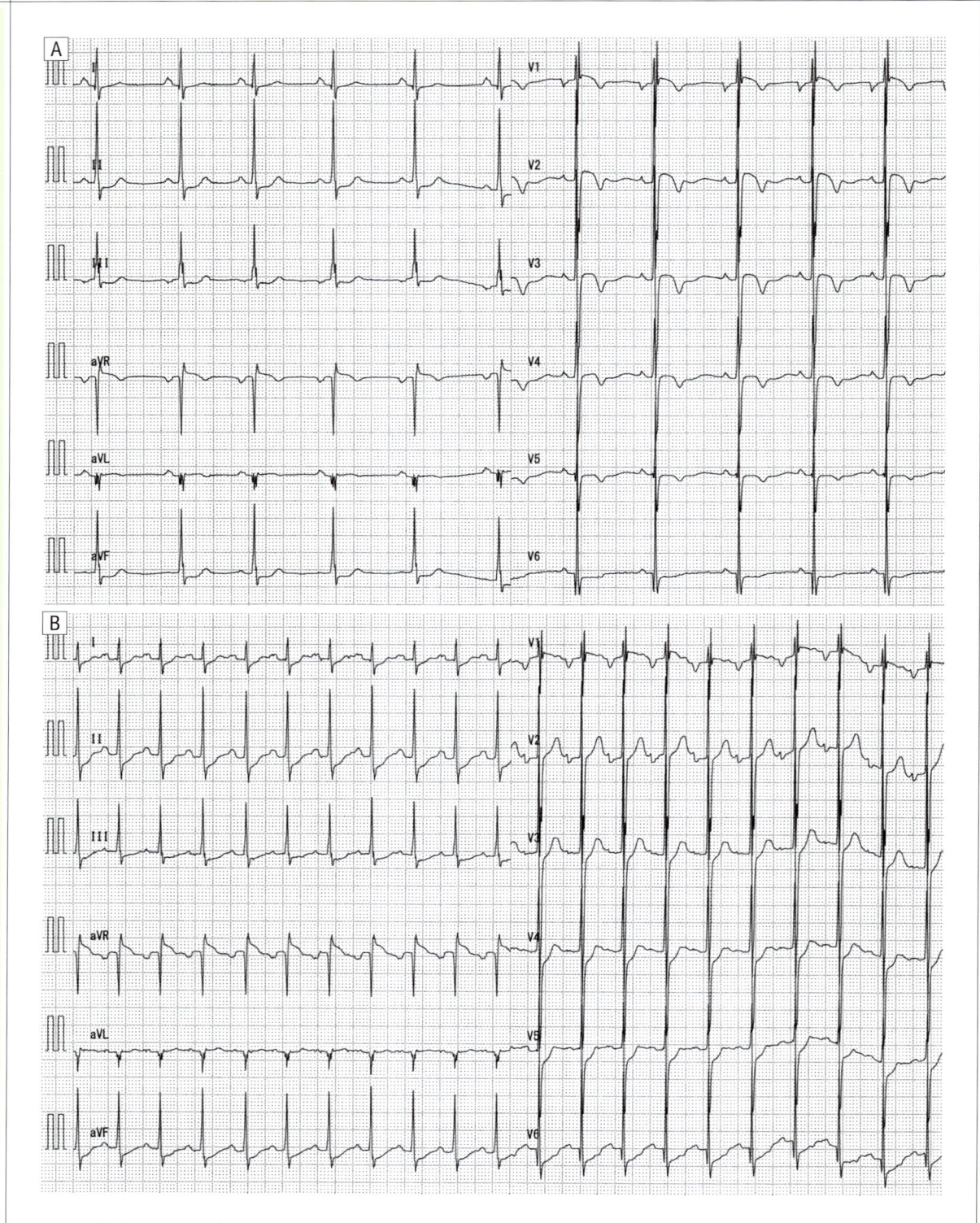

図1 肥大型心筋症（13歳）の心電図（A）および負荷心電図（ダブルマスター）（B）

A. 運動時の胸痛を主訴に救急外来受診，来院時，胸痛は軽快。II，III，aVFでST低下，胸部誘導で陰性T波を認め，前側壁の心筋虚血を疑う。

B. 負荷中に胸痛あり。負荷後，ST低下をより高度に，広範囲に認める。

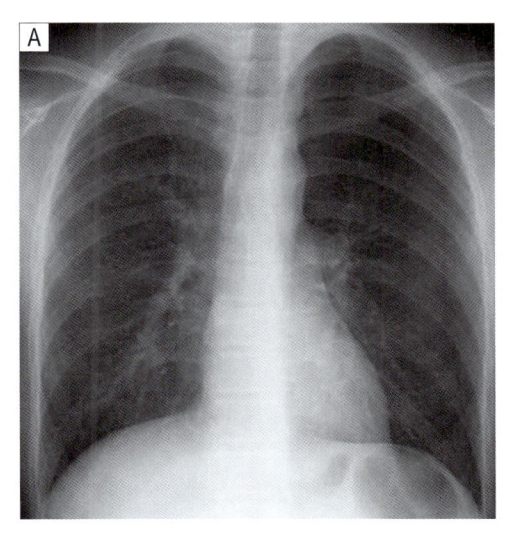
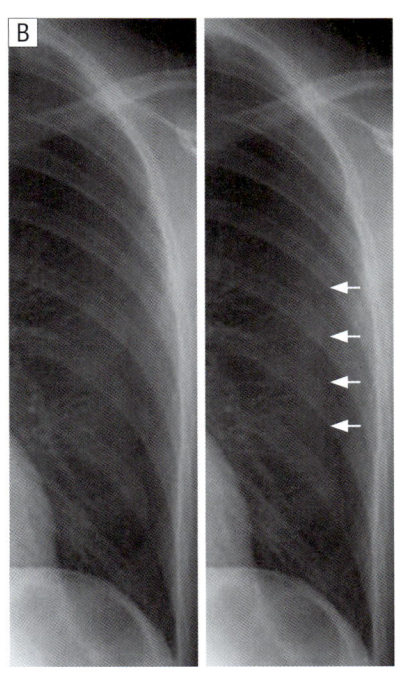

図2 気胸（14歳）の胸部X線所見

突然の胸痛を主訴に救急外来受診。左肺野の外側（Bの矢印で示す線の外側）は血管陰影がなく，気胸を疑う。

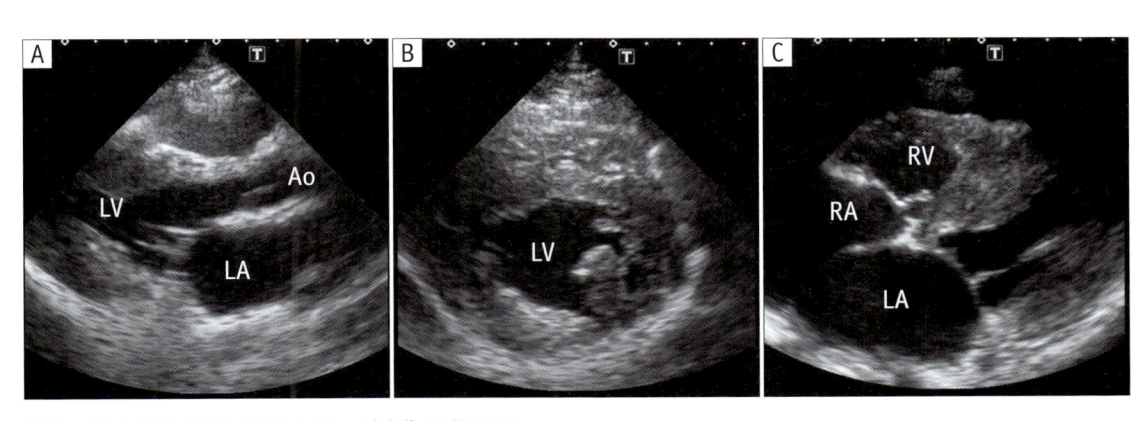

図3 肥大型心筋症（図1と同一症例）の心エコー

A. 左室長軸像
B. 左室短軸像
C. 四腔像
左室心筋，特に心室中隔の著明肥厚（asymmetrical hypertrophy：ASH）を認める。
Ao：大動脈，LA：左房，LV：左室，RA：右房，RV：右室

　　　　さらに冠動脈，弁の狭窄や閉鎖不全をチェックする。
- そのほかの画像診断としては，肺エコー検査もある。気胸をより迅速に診断するために用いられはじめている（**図5**）。また，胸部X線では描出が不十分な表在の肺炎や胸膜炎の診断に役立つこともある。詳細な肺の画像評価としては，CT検査が有用である（**図6**）。

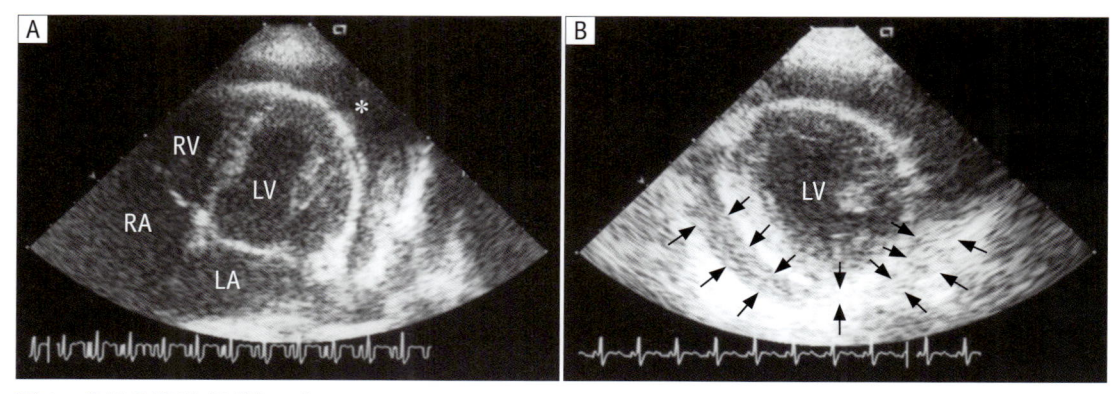

図4 急性心膜炎（9歳）の心エコー
A. 四腔像。心尖部を中心に心嚢液（＊）の貯留を認める。
B. 左室短軸像。左室周囲（下方部は矢印で示す）に多量の心嚢液の貯留を認める。
LA：左房，LV：左室，RA：右房，RV：右室

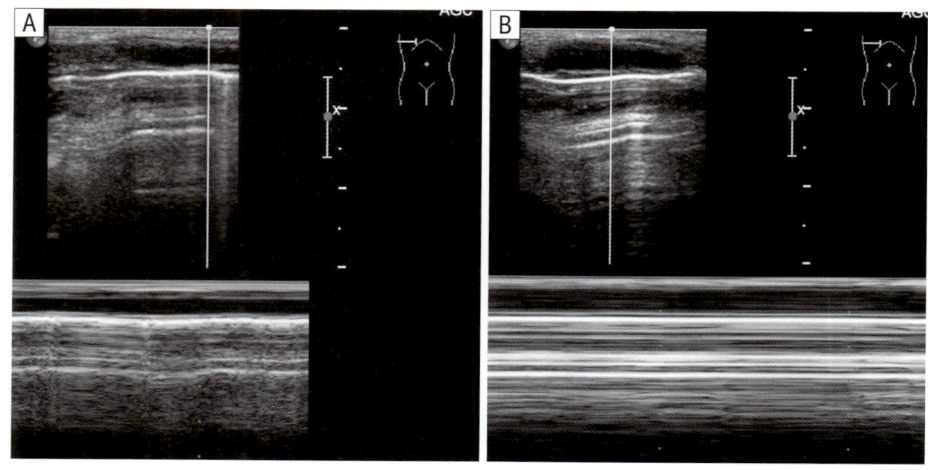

図5 気胸（図2と別症例）の肺エコー
A. 正常部分は，肺の動きによりMモードでは海岸の砂浜のような模様（seashore sign）となる。
B. 気胸部分は，肺が動かないためMモードではバーコード様となる。

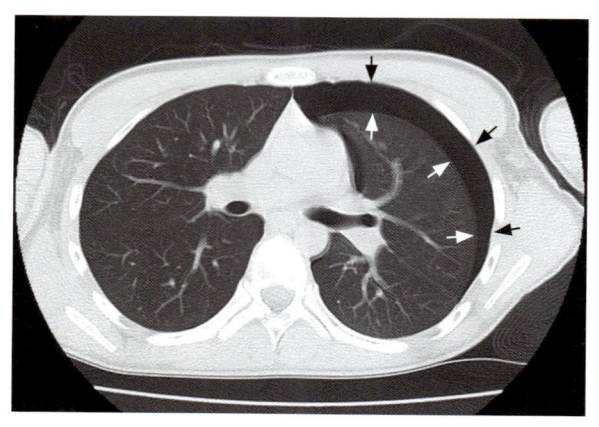

図6 気胸（図2と同一症例）のCT
胸腔内に空気の貯留を明瞭に認める。

- 血液検査では，炎症反応の有無，心筋の逸脱酵素の上昇（迅速診断キットも有用である）の確認などを行う。

3 pitfallを回避するためのスキル

- pitfallに陥る疾患の条件とは，その疾患が稀なこと，症状が非特異的なことである。疾患を見逃すと生命に関わり，重篤な後遺症を残す場合は，さらに注意しなければならない。これらの疾患を見逃さないためには，疾患特有の症状を見逃さないというよりは，一般救急医療でも重要な呼吸・循環状態を評価することである。全身状態の評価である意識，皮膚色，呼吸状態の確認から始め，A（気道），B（呼吸），C（循環）のチェックを忘れずに行うことが重要である。
- 胸痛の診断を考える場合，その原因は胸部に存在することが多いが，胸部に限定すると見逃してしまう疾患がある。逆流性食道炎では，食後の胸骨後部の鈍痛や違和感を「胸痛」として訴えることがある。年少児では腹痛と胸痛の区別はつきにくく，便秘や胃腸炎でも胸の痛みが主訴の場合がある。

4 commonな鑑別疾患とその方法

▌特発性胸痛

- 小児の胸痛の原因として最も多く，7割を占める。
- 左胸部に限局し，数秒から長くても数分の持続時間である。運動に関係なく起こる。
- precordial catch syndrome[1] では，数秒から数分の限局した鋭い痛みを感じる。深呼吸で誘発するので，胸痛時には息を止めたり，浅い呼吸をしたりする。
- 器質的疾患の否定が必須である。

▌筋・骨格

- 過激なスポーツの後や激しい持続性の咳嗽後であれば，筋性の胸痛を考える。胸を張るなど前胸部を動かし，咳をしたとき・胸部の筋を圧迫したときに痛いことを確認する。
- 胸部の筋炎の際も胸痛を伴う。
- 外傷の既往を確認することも重要である。打撲による軟部組織の腫脹，骨折の有無に注意する。外傷部の圧痛の有無を確認する。
- 胸骨と肋軟骨の接合部に圧痛を認めれば，肋軟骨炎を考える。第2〜5（特に第3，4）

肋骨レベルの2箇所以上に片側性に起こる。上気道感染や頻回で重篤な咳嗽，激しい運動後に起こることが多い。痛みは数カ月持続する。圧痛部位に腫脹を伴う場合はTietze症候群と呼ぶが，小児では稀である[2]。

- 片側の肋間神経に沿う皮膚の違和感を伴った胸痛が感じられる場合は，肋間神経炎を考える。帯状疱疹によるものでは，水疱の出現前に皮膚の違和感が起こる。ほかには，周囲の炎症からの波及や，骨や筋の圧迫による肋間神経炎もある。肋間神経炎では肋間腔に圧痛を認める。
- 思春期では，乳房肥大や乳腺炎による胸痛も認める。

精神神経性・心因性

- 頭痛，腹痛など，他の不定愁訴を伴い，慢性に経過していることが多い。
- 過換気症候群やパニック障害でも胸痛を伴う。器質的疾患による胸痛のために苦しくて過換気になっている可能性も否定できないため，初回発作では診断に迷う場合もある。バイタルのチェックを含む全身状態を評価した上で，発症時の状況を詳しく訊ねるなどの問診が重要である。
- すべての器質的疾患を除去するまでは，安易に精神神経性・心因性と診断しない。

呼吸器疾患

- 気管支喘息発作，気管支炎，肺炎の持続性の咳は，胸郭の筋肉痛や神経刺激により胸痛を生じる。気管支喘息発作では，合併する縦隔気腫や皮下気腫が胸痛の原因のこともある。診察による身体所見や胸部X線検査で診断する。
- 胸膜炎では，表在性で病変に限局する鋭い痛みが呼吸，咳嗽に伴って増強する。胸部X線ではわからず，CT検査が必要な場合もある。流行性胸膜炎（Bornholm病）は，コクサッキーウイルスやエコーウイルスなどエンテロウイルス属の感染症で，運動部内での流行（同じコップからの回し飲みによる経口感染？）の報告が散見される[3,4]。
- 深呼吸で増強する患側の胸痛，患側の呼吸音減弱，声音振盪減弱，打診上鼓音，胸郭の膨隆，胸郭運動の低下を認める場合は，気胸が考えられる。胸部X線で診断する。
- 深呼吸時や嚥下時に増強する痛みでは縦隔気腫を考え，胸部X線で診断する。正面撮影だけではわかりにくいことがあるので，2方向の撮影をする。
- 突然の激しい胸痛と呼吸困難は，頻度は低いが肺塞栓も鑑別となる。中心静脈カテーテル留置，敗血症，腫瘍，外傷，血液・膠原病，心疾患や長期臥床などが危険因子である。

消化器疾患

- 胃食道逆流によるものが多いが，食道異物，胆嚢炎，横隔膜下膿瘍，肝周囲炎の際に，

下部胸郭から上腹部に疼痛を認める場合がある。また，背部，肩甲骨部に放散痛を認める場合もある。

5 外せないrareな鑑別疾患・合併症

▌心・血管病変

心筋梗塞

- 小児期の心筋梗塞は稀だが，その原因のほとんどは川崎病の冠動脈病変に伴うものである。そのため，川崎病の既往を確認することが重要である。胸痛は突然起こり，30分以上続く前胸部の強い圧迫感，絞扼感である。上腹部痛や悪心・嘔吐などの消化器症状を主訴とする場合や，小児，特に乳幼児期の心筋梗塞では痛みを伴わない場合があることも知っておくべきである。

心筋虚血

- 心筋虚血は川崎病に合併した冠動脈狭窄，先天性冠動脈疾患（冠動脈異常起始や冠動脈瘻など），大動脈弁狭窄・閉鎖不全，肥大型心筋症などに伴うものがある。胸痛は安静時にも認められるが，多くは労作時である。漠然とした不快感を伴った前胸部痛であることが多い。

急性大動脈解離

- 急性大動脈解離は年長のMarfan症候群で稀に認められる。痛みは激痛であり，解離の進行に伴い，痛みが背部，腹部に移動する。無症候性に大動脈解離が起こることもある。

心筋炎

- 心筋炎の約50％に胸痛が出現する。心筋炎の60〜80％はウイルス性であり，コクサッキーウイルスやアデノウイルスによるものが多い。発熱，頻拍，不整脈，心不全，呼吸困難を伴うことがある。発熱と呼吸障害から呼吸器感染症，嘔吐から消化器疾患を疑ってしまうので，注意が必要である。画像診断として心エコーの収縮能低下や心嚢液貯留は，循環器専門医でなくても視覚的に確認できる。心収縮不全や致死性不整脈を合併することがあり，速やかに専門の高次医療機関へ搬送する。

心膜炎

- 心膜炎の胸痛は突然起こり，限局性で鋭い痛みであることが多い。深呼吸時，咳嗽，嚥下，臥位などで増強し，坐位，前屈位で軽快する。心エコーによる心嚢液貯留の確認は，診断に有用である。

不整脈

- 頻脈性不整脈では胸痛を訴えることがある。動悸，胸内苦悶感，多呼吸，四肢末梢の冷汗などを伴う。

僧帽弁逸脱

- 僧帽弁逸脱で胸痛を伴うことがある。原因は不明で，僧帽弁逸脱の頻度が比較的高いこともあり，無関係の合併という考え方もある。

パールメッセージ

▶ 胸痛の原因として心原性は多くはないが，重篤な疾患も含まれるので，その鑑別は重要であり慎重に進めていく。

▶ 胸痛を主訴に救急受診した場合でも特別なことはなく，全身状態とA，B，Cの評価，問診から鑑別を進めていき，状態の悪化があれば介入する。

▶ 胸痛を訴えていても，その原因が呼吸器，循環器の疾患でないこともあり，幅広い鑑別を考える。

文 献

1) Pickering D:Arch Dis Child. 1981;56(5):401-3.
2) Mukamel M, et al:J Pediatr. 1997;131(5):774-5.
3) Ikeda RM, et al:JAMA. 1993;270(18):2205-6.
4) 高橋正彦, 他：日内会誌. 2004;93(6):1180-2.

10 発疹

中林洋介

知っておくべきポイント

▶ 診断を容易にするため，皮疹の病理学的な変化を理解しておく。

▶ 学校感染症*の診断を行ったときの出席停止および登校許可に関する基準（出席停止期間）については頻繁に対応が求められる内容であるため，十分理解しておく。

▶ アナフィラキシーの診断は容易だが，迅速な対応が求められるので処置の手順を日頃から確認しておく。

  ＊学校感染症とは「学校において予防すべき感染症」として「学校保健安全法」（施行規則第18条）に定められた感染症のことを言う。

専門医へ紹介すべき事象

▶ 川崎病を疑った場合，それが不全型であっても冠動脈瘤形成のリスクに変わりはないので，初期治療が遅れないよう，適宜小児科専門医への紹介が必要である。

▶ アナフィラキシーを起こした場合，原因検索や再発予防を目的にアレルギー専門医への紹介を考慮する。

▶ 小児でStevens–Johnson症候群（Stevens–Johnson syndrome；SJS）／中毒性表皮壊死症（toxic epidermal necrosis；TEN）を疑った場合，局所治療と全身管理を並行して行う必要があるので，皮膚科専門医と小児科専門医両方がいる医療機関に紹介すべきである。

▶ Koch現象に遭遇した場合には検査対応が可能な医療機関へ紹介するとともに，保健所への連絡を忘れないよう配慮が必要である。

1 これだけは知っておきたい小児救急診療のknack！

■ 小児は成長発達過程にあり，免疫機構が構築される途中にあること，皮膚自体が薄いことや，皮脂の分泌も年齢によって変化することなどの特徴がある。また，小児期には数多くの感染症に罹患し，皮膚トラブルに見舞われる機会が多く，発疹が受診契機となることが少なくない。

■ 皮膚症状の訴えがなくとも，皮疹が出現していることで診断につながることがある。

そのため診察時には患者・家族への説明とともに脱衣の上で十分な全身観察を行うことが大切である。

■ 発疹の多くは緊急性を伴うことはないが，見た目の変化や瘙痒感などの症状が本人・家族にとって不安の原因となりうる。

■ たとえば服薬中に発疹が出現すると，それを薬疹と思って自己中断し医療機関を受診するといったケースにしばしば遭遇する。その可能性への不安を受容しながら，発疹性疾患の鑑別を丁寧に説明する必要がある。概念的に，発熱性発疹症，非発熱性発疹症に分けて説明すると受容を促しやすい。

■ 我々小児医療従事者にとって小児救急の現場で発疹を診る意義は，頻度は少ないが緊急性を伴う疾患を拾い上げることと，患者家族が抱く不安に寄り添い，家庭で家族が安心して子どもを看るための支援を行うことである。

2 確診のための基本知識

▌発疹の表現方法[1, 2]

■ 発疹の定義は「皮膚に現れる病変の総称」であり，もともと健常な皮膚に対して一時的に生じる原発疹（**図1**）[2]と，他の発疹から二次的に生じる続発疹に分類される。

■ 発疹の分類は発生機序以外にも周辺の皮膚と比較した高さ，色調や皮膚における発生部位等，様々な角度で行うことができる。発疹を病理学的な視点で体系的に理解することは診断上非常に有益である。後述の**図2**，**3**も参考にしながら，発疹の形態，性状と名称について確認して頂きたい。

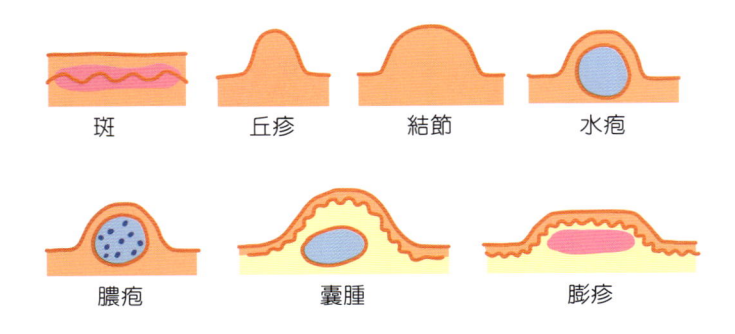

斑　　丘疹　　結節　　水疱

膿疱　　囊腫　　膨疹

図1　原発疹の分類

（文献2，p19より引用）

皮膚の構造と病変の位置関係による分類

- 皮膚の構造と病変の位置関係によって分類される。病変が主に表皮に存在する皮疹には色素斑，白斑，丘疹，水疱，膿瘍，表皮剝離，びらん等がある。一方，病変が主に真皮に存在する皮疹には紅斑，紫斑，色素斑，丘疹，水疱，嚢腫，膨疹（蕁麻疹），潰瘍，亀裂等がある。以下にそれぞれの特徴を示す。

① 皮膚と同じ高さの皮疹（斑）——色調の変化を主体とする分類（図2）[2]

- 紅斑：真皮に生じた毛細血管拡張である。丘疹，水疱等，他の皮疹の周囲にみられる紅斑のことを紅暈（こううん）と言う。
- 紫斑：真皮に生じた皮内出血で，紫～鮮紅色を呈する。皮疹の大きさによって，点状出血（直径 ≦ 2mm）＜斑状出血（直径 10 ～ 30mm 程度），かつ隆起を伴う血腫と区別する。

memo

紅斑と紫斑の鑑別

紅斑であれば血液は血管内にあるので圧迫すると色調が変化し消退する。一方，紫斑の場合は血液が血管外に漏出しているので圧迫しても色調は消退しない。

- 色素斑：表皮から真皮にかけて生じた，主にメラニン色素が沈着して生じる。表皮に近いと黒く，真皮の奥で生じると青くなる傾向があり，沈着部位の推定に有用である。
- 白斑：色素の脱失，または局所の貧血によって生じる。紅斑，紅暈の関係と同様に，他の皮疹の周囲にみられる白斑のことを白暈（はくうん）と言う。

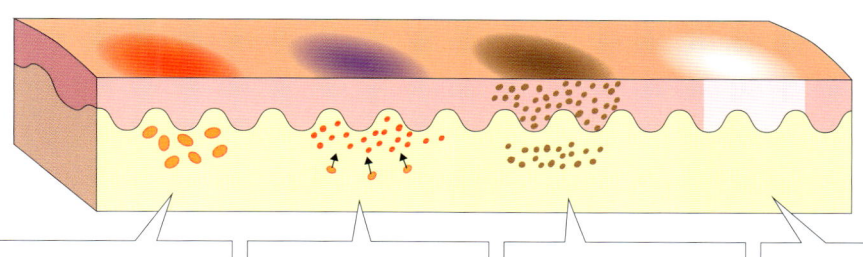

紅斑	紫斑	色素斑	白斑
真皮の毛細血管が開いていると紅斑となる。ガラスで圧迫すると毛細血管の拡張が一時的におさまるので色は消える。	真皮の毛細血管から赤血球が漏れ出ると紫斑となる。ガラスで圧迫しても色は消えない。	「しみ」などはメラニンの沈着。どこで沈着するかで微妙な色の変化が生じる。	メラニンが少ない，あるいは存在しないため「スケスケ」。

図2 紅斑，紫斑，色素斑，白斑の違い

（文献2，p18より引用）

②皮膚から盛り上がる高さの皮疹──隆起性病変の大きさと性状による分類

- 丘疹，結節，腫瘤：直径がそれぞれ10mm以下，10〜20mm程度，30mm以上で増殖傾向の強いもので分類された，限局した隆起性の皮疹である。成因は表皮の増殖性変化，真皮内の浮腫や炎症性変化等様々である。
- 水疱：直径が5mm以上のものを指し，それ以下のものは小水疱とする。内容物は水溶性で，膿性の場合は膿疱として区別する。
- 膨疹（**図3**）[2]：皮膚，特に真皮に生じた限局性の浮腫で，短時間（24時間，多くは数時間以内）に消失する。瘙痒感を伴うことが多く，膨疹が消失した後に痕跡を残すことはない。蕁麻疹は紅斑や膨疹とともに瘙痒感が出現する疾患名であり，皮疹の名前ではないことに注意する。

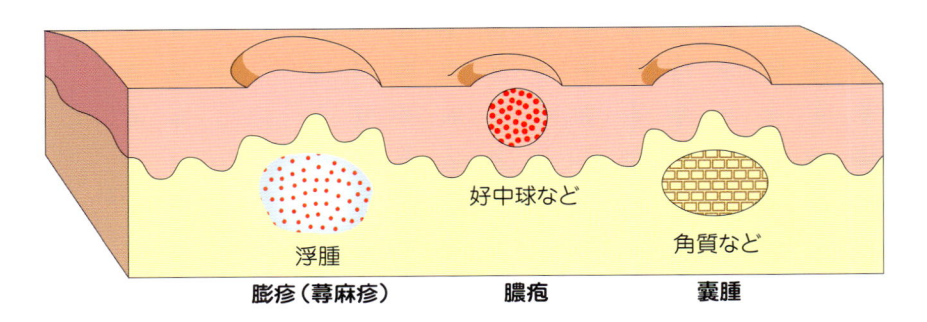

浮腫　　　好中球など　　　角質など

膨疹（蕁麻疹）　　　**膿疱**　　　**囊腫**

図3　蕁麻疹の膨疹，膿疱，囊腫の違い　　　（文献2，p17より引用）

③ 皮膚が一部欠損して低くなっている皮疹──損傷の深さと形態で分類

- 表皮剝離，びらん：外傷や掻爬といった外力によって表皮の一部が欠損した状態を指す。
- 潰瘍，亀裂：潰瘍は皮膚欠損が真皮よりも深い部位にまで及んだ場合を指す。

3 ┃ pitfallを回避するためのスキル

┃発疹の鑑別疾患[2, 3]

- 発疹の鑑別は，前後して行われる病歴聴取が重要である。特に子どもの場合，感染症に伴って発疹を生じることが多い傾向がある。また，多くの子どもたちが学校，幼稚園や保育所で集団生活することから，感染の蔓延を防止することと，不要な登校（園）停止を回避することの両立を図るべく，正しい診断と基準に沿って適切な対応を心がける必要がある。
- 病歴聴取と身体所見におけるポイントとしては，発熱などの身体所見と発疹の間で

の発症時期の関係（発熱が先かどうか），発疹の分布（体幹優位か，四肢優位かなど），患者周辺の感染症流行状況，好発年齢，粘膜疹（Koplik斑や永山斑）などの把握は鑑別の際にきわめて有用である。

- また，多数の患者からの見落としを最小限に防ぐために，小児の診察においては必ずAMPLE（Allergy，Medication，Past history，Last meal，Event），成長発達の様子，シックコンタクトおよび予防接種歴を確認する。外来問診票に組み込んでおき，それをみながら確認することも1つの方法である。実際の診察を待たずして，発疹の形態以上に多くの情報をもたらしてくれる。診察にあたってはバイアスに注意が必要だが，効率的で有用な方法である。

4 commonな鑑別疾患とその方法

川崎病[4, 5]

- 最近の調査では，年間15,000人以上の患者が発生している。主病態の全身の血管炎を反映して，川崎病の主要症状は5日以上続く発熱，両側眼球結膜の充血，口唇・口腔所見（舌乳頭が腫大するイチゴ舌は溶連菌感染症との鑑別にも挙げられる），不定形発疹，四肢末端の変化，急性期における非化膿性頸部リンパ節腫脹とされていることは有名である。これに加えて各臓器における参考条項が付随した形で診断基準が示されている。

- 川崎病における皮疹の出現頻度は73～98%とされている。大小不同で地図上に一部癒合する形態で，平坦もしくはやや膨隆を伴う。陰部や臍周囲は，他の部位に皮疹がなくても出現しやすいので注意する。また，1歳前後の子どもの場合BCG接種部位の発赤，腫脹を伴うことがある。

- 最も回避したい冠動脈病変のリスクを軽減するためには，急性期治療として10病日未満の解熱を目標に行うことが肝要である。主要症状が4つ以下で診断される不全型の場合，症状が一過性で消失してしまい診断に苦慮する，もしくは気づかずに過ぎてしまうことがあるが，冠動脈病変を起こすリスクに変わりはない。したがって，発疹と発熱を呈する子どもを診た場合には常に川崎病を念頭に置いて診療を行う。

ウイルス性発疹症[2, 3, 6~8]──学校感染症としても重要

①麻疹──カタル期を経てからの発疹

- 教科書的には二峰性発熱が有名である。まず発熱とともに鼻汁，流涙などのカタル症状が出現する。いったん解熱した後に再発熱するが，そのときに発疹が出現する特徴

がある。Koplik斑は頬粘膜に出現する白色の小丘疹で，第2期発熱の初期のみに認められる。

- 発疹は全身に広がる5～10mmの不整形紅斑で癒合傾向を持ち，「ボタン雪状」とも表現され健常皮膚面を残す。3～5日のうちに褐色色素沈着を残して消失する。
- 学校感染症としての出席停止期間は「2期目の発熱が解熱してから3日経過するまで」とされている。

②水痘──被髪部の発疹

- 発熱と発疹がバラバラに出現する。一般には自然治癒し，終生免疫に移行する疾患だが，免疫抑制状態にある易感染患者に発症すると内臓を含む全身播種に伴い致死的な経過を取ることがあるので，正しい診断と適切な対応が必要である。
- 発症初期の発疹は虫刺症を思わせる発赤を伴う小丘疹が数個散在するだけのこともある。丘疹，紅斑，水疱，痂皮が混在し，被髪部にも出現することが特徴である。
- Kaposi水痘様発疹症は湿疹やアトピー性皮膚炎のような脆弱でバリア機能が障害された皮膚に単純ヘルペスウイルスなどが感染して生じたもので，発疹の時相がほぼ同一であることで水痘と区別される。
- 学校感染症としての出席停止期間は「すべての発疹が痂皮化するまで」とされている。

③風疹──口腔内のForchheimer spotsと耳介後部リンパ節腫脹

- 症状が軽く，「三日ばしか」の別名を持つ。先天性風疹症候群は難聴，精神運動発達遅滞などの重篤な障害を残し，兄弟や家族の感染がリスクになることから，予防接種とともに確実な診断が求められる。
- 発疹は小さくて淡い色調の紅斑で，全身に出現する。しかし発熱とともに症状は軽微で目立たないことから，特徴的な口腔内のForchheimer spots（フォルシュハイマー斑：軟口蓋に出現する小出血斑で，風疹患者の半数に出現する）や耳介後部リンパ節腫脹と併せて診断する。
- 学校感染症としての出席停止期間は「発疹が消失するまで」とされている。

④手足口病──疼痛を伴う丘疹

- コクサッキーウイルスやエコーウイルス，およびエンテロウイルスなどを原因とする感染症で，発熱を伴い「夏かぜ」の1つと考えられている。発疹は左右対称性に出現することが多い。
- 掌蹠指趾や臀部に紅暈を伴う小水疱が出現する。口腔内にも同様の小水疱が出現し，疼痛を伴うため摂食困難になる患者もいる。口腔内だけに皮疹が生じる場合はヘルパンギーナとして診断される。
- 学校感染症としては「その他の感染症」に該当するため，出席停止期間は「全身状態が改善したら可能」とされている。なお，水疱が生じて皮膚のバリア機能が障害されているため，また二次感染予防の観点からも，プール活動は皮疹が消失してからがよい

と考えられている。

⑤ 突発性発疹──解熱とともに出現する発疹

- HHV6，HHV7によるヘルペス感染症で，年少児が3～4日間の有熱期を経て解熱するときに発疹が出現するという経過をたどることが多い。
- 発疹は2～3mm大で孤立性の丘疹になることが多く，体幹から始まり頸部，四肢に広がっていく。また，突発性発疹に特徴的な永山斑は口蓋垂の両側に現れる紅暈を伴う小丘疹のことを指し，経過と皮疹に加えて口腔内も確認しておきたい。
- また，熱性けいれんで発症することや解熱後にけいれんを引き起こす可能性があるため，意識の様子を注意深く観察するよう，保護者に説明しておく必要がある。なお，乳幼児が多く罹患するため，学校感染症には入っていない。

⑥ 伝染性紅斑 (パルボウイルスB19感染症)──関節痛を伴う妊婦に注意

- 集団生活を送る幼児から小学生が好発年齢の感染症である。
- 伝染性紅斑の臨床経過は2週間程度の潜伏期間の後，リンゴ病の別名がある通り，顔面 (頬部) にびまん性，もしくは平手打ち様の紅斑が出現することから始まり，上肢，下肢へと広がっていく。四肢の紅斑は癒合しながら2，3日で退色を始め，もう1つの特徴である網状，あるいはレース状の皮疹に変化していく。関節の痛みや腫れぼったさを訴えることもある。
- 皮疹が出現したときには感染力を失っていることから，学校感染症として出席停止とする必要はない。ただし，妊婦が初感染すると胎児貧血，ひどい場合は胎児水腫を引き起こすことがあるので，患者の周辺に妊婦がいて，濃厚接触が疑われる場合には産婦人科受診を勧める必要がある。

⑦ 伝染性単核球症──EBV感染症，抗菌薬で過敏反応

- EBウイルスの初感染による感染症で，主として思春期以降に出現する。
- 1～2カ月の潜伏期を経て，感冒症状が出現した後に発熱，咽頭痛，頸部リンパ節腫脹や肝脾腫，肝機能障害を合併する。発熱は7～10日程度継続し，その後自然消退する。皮疹を伴う症例は30%程度で，風疹様，蕁麻疹様の膨疹および多形紅斑など，出現形態は多様である。ペニシリン系の投与は過敏反応をきたすので投与しない。また，アスピリンはReye症候群発症のリスクがあるので禁忌である。
- 周囲への感染力は強くないので，学校感染症としては解熱して全身状態が回復していればよいとされている。

5 外せないrareな鑑別疾患・合併症

▌アナフィラキシー[9]

- アナフィラキシーの定義は重篤で生命を脅かす全身的に発症した，あるいは全身状態に影響する過敏反応とされている。症状は化学伝達物質の作用する部位と程度に規定され，80%以上の患者で皮膚・粘膜症状を伴い，血管透過性亢進によって蕁麻疹が，ヒスタミンの毛細血管拡張作用によって皮膚発赤や潮紅が引き起こされる。これ以外にも全身の各臓器（呼吸器，消化器，循環器，中枢神経系等）に症状を起こすとされている。

- アナフィラキシーの管理は急性期対応と再発防止に分かれる。急性期の治療で最も有用なのはアドレナリン原液0.01mL/kgの筋肉注射である。乳児で体重が小さな場合，10倍希釈してもよい。成人1回投与量が0.3mg（30kg相当）であり，治療自体の副作用に過敏反応も含むことからこれに注意して行う必要がある。アナフィラキシーショックであれば酸素投与，大量輸液等，ショックの治療・管理としてABCの安定化を図る。

- 可能な限りアレルゲンを明確にすることが再発予防として重要である。一般的にはアレルゲンの接触から症状の発現まで数分～数十分であることから，診察時に状況をよく聞いて推測することが重要である（食物の経口摂取が原因の場合，2時間もしくはそれ以上かかることもあるので注意）。最近の知見ではアトピー性皮膚炎で皮膚バリアの障害が新たなアレルゲンへの感作の促進因子になることや，気管支喘息がアナフィラキシーの重症化因子になりうるなど，各種アレルギー疾患とアナフィラキシーの関係性が指摘されてきている。

▌Stevens-Johnson症候群（SJS）／中毒性表皮壊死症（TEN）[10]

- これらはいずれも高熱や全身倦怠感等の症状を伴って粘膜を含む全身に紅斑，びらん，水疱が多発し，表皮の壊死性障害を認める疾患である。経過によっては生命を脅かしたり，失明や呼吸器障害等の後遺症を残したりして専門医による診療が必要なことから，頻度は稀ながら原因不明の紅斑の出現をみたときには鑑別に挙げておきたい疾患である。両疾患は同じ範疇にあるとされており，表皮剥離を起こした体表面積が10%を境にそれ未満のものをSJS，それ以上のものをTENとしている。

- 発症機序は不明だが，薬剤や感染（マイコプラズマ，ウイルス）等が契機となり，免疫学的な変化が生じ，主として皮膚と粘膜に重篤な壊死性の病変がもたらされると推定されている。

- 紅斑は顔面，頸部，体幹を中心に全身に分布する。一方，多形紅斑重症型の場合には四肢優位に分布し，SJSやTENより重症感に乏しい傾向がある。紅斑の形態は隆起がなくて中央が暗紅色のflat atypical targetsで，癒合傾向を認めることが多い。皮膚病変と粘膜病変の合併が多いが，SJSでは稀に粘膜病変のみの場合もある。また，診断においてはブドウ球菌性熱傷様皮膚症候群 (staphylococcal scalded skin syndrome；SSSS)，トキシックショック症候群 (toxic shock syndrome；TSS)，伝染性膿痂疹，急性汎発性発疹性膿疱症 (acute generalized exanthematous pustulosis；AGEP) や自己免疫性水疱症を除外する必要があるが，これには皮膚科専門医の診察を要する。
- 治療はステロイド療法，ステロイドパルス療法，免疫グロブリン大量静注療法，血漿交換や免疫抑制薬による治療が皮膚粘膜の局所療法とともに行われる。

Gianotti-Crosti病──HBVの初感染で生じるがHBVによるものは稀[3, 8]

- Gianotti-Crosti病は乳幼児のHBV初感染による。しかし臨床ではEBVをはじめとするその他のウイルス感染症によるもの (HBV以外によるものをGianotti-Crosti症候群とする) が多い。初感染後HBs抗原陽性が続くとキャリア化してしまうので，それを予防するための治療が必要か判断するためにHBs抗原の有無を血液検査で確認する。
- 2～3カ月の潜伏期の後，皮疹は下肢末端に3～4mm大，淡紅色の扁平丘疹が多発して出現する。3～4日の経過で臀部，上肢，顔面に広がっていくが，体幹にはほとんどみられない。表在リンパ節腫脹，肝腫大や肝機能障害 (トランスアミナーゼの上昇など) を伴い，約1カ月で自然消退する。
- 学校感染症としてはHBV感染の有無がポイントになるため，HBs抗原によるスクリーニングを行い，陰性であれば全身状態で判断し，陽性であれば小児科専門医に紹介する。

Koch現象と結核[11～13]

- 健常者がBCGを接種したときには，接種後10日頃に針痕部位に発赤が生じる。そして，接種後1～2カ月頃に化膿巣が出現する。一方，結核既感染者では，接種後10日以内の接種後早期に接種局所の発赤・腫脹および針痕部位の化膿等をきたし，2～4週間後に消炎・瘢痕化し治癒する一連の反応が起こることがある。通常の反応と比較してその反応が速やかで，これをKoch現象と言う。これは，BCGを再接種したときにみられる反応と同じ性質の反応が結核感染後の接種において比較的強く出現したものと言える。
- ただ，最近の調査ではKoch現象をみたからといって，それが必ずしも結核感染を示

すわけではないことが明らかになっており，結核の診断は家族歴や流行状況の調査，画像検査に加えて乳幼児であればツベルクリン反応，学童期以降であれば結核菌特異抗原刺激に伴うインターフェロンγ遊離試験（クォンティフェロン® TBゴールド，Tスポット®TB）等の感染症学的検査を用いて行う。

パールメッセージ

▶ 発疹を主訴に来院する患者では，少数ながら迅速な対応を要する重篤な疾患が紛れているので，それを意識して拾い上げることが必要である。

▶ 学校感染症では感染の蔓延と不適切な出席停止を防ぐため，個々の疾患の特徴を理解するとともに，地域の流行に関する情報を定期的に収集するよう常にアンテナを張っておく。

▶ たとえ患者の状況が診察の結果緊急を要さない場合であっても，来院した患者や家族が抱く不安に寄り添い，帰宅後は家庭で安心して子どものケアができるような説明を心がける。

文 献

1) 清水　宏：あたらしい皮膚科学 第2版. 中山書店, 2011.
2) 中村健一：診療所で診る子どもの皮膚疾患. 日本医事新報社, 2015.
3) 馬場直子：こどもの皮膚診療アップデート. シービーアール, 2013.
4) 小児科臨床ピクシス9　川崎病のすべて. 石井正浩, 編. 中山書店, 2015.
5) 深澤隆治：小児内科. 2015;47(増刊):879-85.
6) 要藤裕孝：小児内科. 2014;46(増刊):959-69.
7) 松永健司, 他：小児内科. 2014;46(増刊):1016-21.
8) 文部科学省：学校において予防すべき感染症の解説. (2017年7月閲覧)
   http://www.mext.go.jp/a_menu/kenko/hoken/1334054.htm
9) 栗原和幸：小児内科. 2014;47(増刊):827-31.
10) 重症多形滲出性紅斑ガイドライン作成委員会：重症多形滲出性紅斑　スティーヴンス・ジョンソン症候群・中毒性表皮壊死症診療ガイドライン. 2016. (2017年7月閲覧)
    https://www.jstage.jst.go.jp/article/dermatol/126/9/126_1637/_pdf
11) 厚生労働省：定期接種実施要領. (2017年7月閲覧)
    http://www.mhlw.go.jp/stf/seisakunitsuite/bunya/0000036493.html
12) 森　雅亮, 他：小児科学レクチャー. 2011;1(2):427-33.
13) 徳永　修：小児内科. 2014;46(増刊):902-6.

11 腹 痛

浮山越史

■ **知っておくべきポイント**
▶ 腹痛は絞扼性イレウスや腹腔内出血など，早急に適切な処置や手術が行われなければ生命の危機や重篤な合併症を起こす疾患が含まれる。

▶ 心筋炎や肺炎，鼠径ヘルニア嵌頓，精巣捻転など，腹腔内臓器の疾患ではない場合がある。

■ **専門医へ紹介すべき事象**
▶ 強い腹痛，持続する腹痛，腹膜刺激症状，全身状態不良，著明な腹部膨満，腸閉塞，下血，外傷後の腹痛の患者は，絞扼性イレウス，腹腔内出血，腹膜炎の可能性があり，直ちに外科医との連携が必要である。

1 これだけは知っておきたい小児救急診療のknack！

- 腹痛を呈しており，できるだけ早期に診断，治療が求められる病態は，絞扼性イレウス，臓器の血流障害，出血性疾患と腹膜炎である。
- 小児の絞扼性イレウスで多いのは，腸回転異常症，腸重積症とprimary ileus（開腹の既往のない腸閉塞症）である。
- 絞扼性イレウスの診断で重要なのは腹部所見（強い腹痛，筋性防御），腹部単純X線写真で不均衡な小腸ガス像（腹部全体ではない）または無ガス像，超音波検査でwhirlpool signやtarget signがみられること（腸捻転，腸重積）などである。血液検査の白血球数やCRPは正常なことがある。
- 絞扼性イレウスが疑わしければ造影CTを行い，3方向（axial, coronal, sagittal）の横断面で診断する。捻転部分を明らかにすること，ガスを多く含む小腸（捻転部の口側）と液体だけを含む小腸（捻転部）がみられることが確認できれば確定診断である。腸管は造影効果があっても絞扼性イレウスを否定できない。
- 臓器の血流障害で気をつけなければいけないのは，鼠径ヘルニア嵌頓，精巣捻転，卵巣嚢腫茎捻転であり，腹部以外の診察も大切である。
- 出血性疾患で多いのは外傷後の腹腔内出血とメッケル憩室炎である。

- 外傷後の腹痛であれば，超音波検査(focused assessment with sonography for trauma；FAST)を行い，腹腔内出血の有無を確認する。FASTは腹腔内出血の感度が70〜90%であり，疑わしければ繰り返し行うことが大切である。
- FASTなどで腹腔内臓器損傷が疑わしければ造影CTを行い，臓器損傷の程度を評価する。
- 持続する腹痛，腹膜刺激症状(筋性防御，反跳痛)，腹部単純X線写真(立位，左側臥位)で遊離ガスがみられれば腹膜炎の確定診断である。

2 確診のための基本知識

- 腹痛の原因として，臓器の拡張，臓器の虚血，腹膜炎，腹壁の異常，代謝異常，神経学的異常がある。手術が必要な疾患と，保存的治療で軽快するものがあるが，それらは病態により変化することから，保存的治療を選択した場合でも，繰り返しての診察とバイタルサインを中心としたモニターが必要である。
- 腹痛の原因は様々なものがあるため，その原因診断のためには問診を含め，できるだけ多くの情報を集めることが必要である。①いつから，②どこが，③どのように，を中心に聴く(**表1**)[1]。

表1 腹痛の性状

いつから	徐々に	胃腸炎，急性虫垂炎
	急に	腸重積症，鼠径ヘルニア嵌頓 卵巣嚢腫茎捻転，尿管結石，絞扼性イレウス
どこが	心窩部	胃炎，消化性潰瘍，膵炎，心筋炎
	右上腹部	先天性胆道拡張症，胆石症，肺炎
	右下腹部	急性虫垂炎，卵巣嚢腫茎捻転
どのように	持続的	内臓の伸展(出血)，腹膜刺激(腹膜炎)
	間欠的	腸管(腸重積症)，尿管(尿管結石)，胆管(胆石症)

(浮山越史：要点をおさえる小児救急・プライマリケア．市川光太郎，編．南江堂，2015，p167-71より許諾を得て転載)

- 具体的には，以下の点を聴く。
  - いつ頃からか
  - 持続性の痛みか(絞扼性イレウス，腹腔内出血，腹膜炎など)
  - 間欠的な痛みか(腸炎，腸重積，尿管結石など)
  - 突然か(絞扼性イレウスなど)
  - だんだんと痛くなったか(腹膜炎など)
  - 痛みの程度は時間経過により変化があるか

- 痛みの部位は変化があるか
- 限局した痛みか（体性感覚神経を介した知覚）
- 漠然とした部位の痛みか（内臓神経を介した臓器知覚），など

■ また，腹痛以外の随伴症状や徴候も重要である。嘔吐，下痢，下血，吐血，便秘，黄疸，腹部膨満，腹膜刺激症状といった消化器症状と，咳嗽，咽頭痛，発熱，血尿，紫斑，意識障害，頻脈，不整脈，胸痛，呼吸苦といった消化器以外の症状が，原因診断の一助となる（**表2**）[2]。

■ 年齢によって手術が必要な疾患頻度は異なる（**表3**）[1]。新生児期に胆汁性嘔吐があれば，消化管閉鎖，腸回転異常症の可能性がある。乳児期・幼児期には腸重積症，腸回転異常症を含めた絞扼性イレウスを念頭に置く。学童期以降では急性虫垂炎が最も多い。

表2 腹痛の随伴症状

消化器症状	嘔吐	腸重積症，胃腸炎，消化性潰瘍，膵炎，仮性膵嚢胞，急性心筋炎
	下痢	胃腸炎，虫垂炎，炎症性腸疾患
	消化管出血（下血，吐血）	腸重積症，腸回転異常症，メッケル憩室炎，炎症性腸疾患，消化性潰瘍
	便通異常	便秘，過敏性腸疾患
	黄疸	肝炎，先天性胆道拡張症
	腹部膨満	イレウス，消化管穿孔，腸軸捻転
	腹膜刺激症状	急性虫垂炎，腹膜炎
消化器以外の症状	咳，咽頭痛	肺炎（特に下葉），咽頭炎（特に溶連菌）
	発熱	胃腸炎，急性虫垂炎，心筋炎，肺炎
	血尿	尿路結石，IgA血管炎，溶血性尿毒症症候群
	紫斑	IgA血管炎，溶血性尿毒症症候群
	意識障害	糖尿病
	頻脈，不整脈	心筋炎，川崎病
	胸痛，呼吸苦	肺炎，心筋炎

（文献2より引用）

表3 年齢と腹痛の原因疾患

全年齢共通	急性胃腸炎，便秘，細菌性大腸炎，尿路感染症，先天性胆道拡張症，膵炎，IgA血管炎，術後イレウス，外傷
乳幼児	腸重積症，腹膜炎（穿孔性虫垂炎），鼠径ヘルニア嵌頓，腸回転異常症に伴う中腸軸捻転
学童	急性虫垂炎，卵巣嚢腫茎捻転，排卵痛，尿路結石，胆石症，消化性潰瘍，潰瘍性大腸炎，精巣捻転

（浮山越史：要点をおさえる小児救急・プライマリケア．市川光太郎，編．南江堂，2015，p167-71より許諾を得て転載）

3 pitfallを回避するためのスキル

- 腹部診察は大切である。筋性防御，反跳痛は腹膜炎の症状である。筋性防御は左右差で明らかになる場合もある。
- 時間経過で原因が明らかになることも多いが，そのためには緊急を要する疾患，絞扼性イレウス，腹腔内出血を否定する必要がある。
- 緊急を要する疾患のスクリーニングには超音波検査（point-of-care ultrasonography；POCUS，FAST）が有用である[3]。
- 経過観察時は，モニターにてバイタルサインの変化を見落とさないようにする。繰り返しの診察も重要である。出血性の疾患（特に脾臓外傷）では急激に悪化する場合がある。

4 commonな鑑別疾患とその方法

急性虫垂炎

- 生来健康な学童期以降の患児が，移動する腹痛から持続する右下腹部痛を呈した場合，急性虫垂炎の可能性が高い。白血球数，CRP値は参考にならない。スクリーニングとして超音波検査が有用だが（**図1**），腹部所見の腹膜刺激症状（筋性防御，反跳痛）が大切である。疑わしいが超音波検査で明らかでない場合は造影CTで診断する。

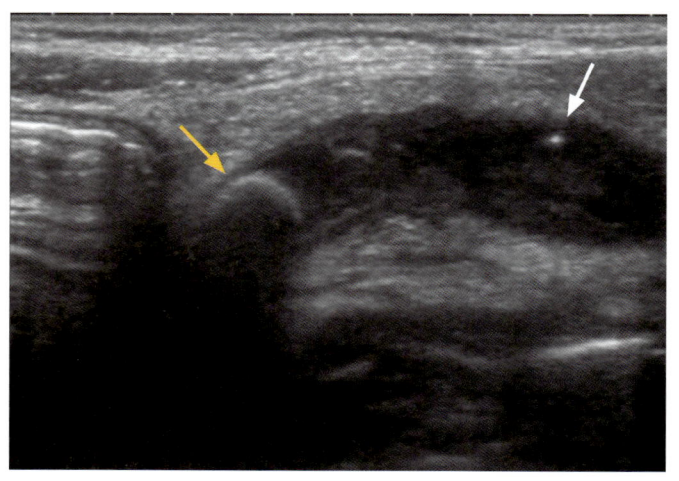

図1　急性虫垂炎の超音波検査
周囲に高エコーな脂肪織（大網）に包まれた，低エコーを呈する腫大した虫垂（白矢印），acoustic shadowを伴う糞石（黄矢印）。

腸重積症

- 間欠的な不機嫌，腹痛や嘔吐が初発症状のことが多い。超音波検査が診断に有用である。腫瘤を触れればその部位を，触れなければ右上腹部を中心に腹部全体を検索する。target sign（**図2A**）とpseudokidney sign（**図2B**）の両方を確認することで，腸炎や溶血性尿毒症症候群（hemolytic uremic syndrome；HUS）による肥厚した腸管（**図3**）をtarget signと見間違えるなどの偽陽性を減らすことができる。

腸回転異常症

- 新生児・乳児では，強い腹痛，胆汁性の嘔吐，下血，全身状態不良，著明な腹部膨満のうちの1つでも当てはまれば，腸回転異常症をできるだけ早期に鑑別する必要がある。超音波検査で臍上部の正中を横方向に観察する。上下にスウィープすることで

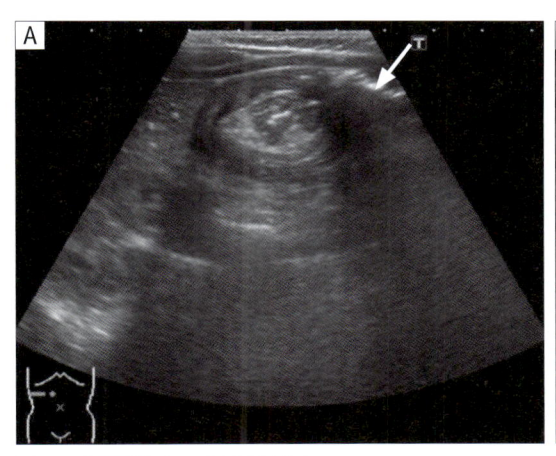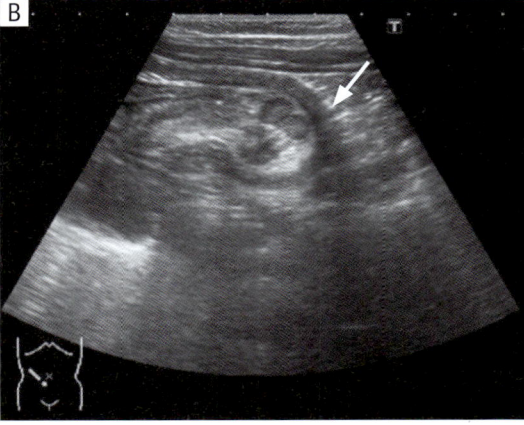

図2 腸重積症の超音波検査
A. target sign（矢印）
B. pseudokidney sign（矢印）

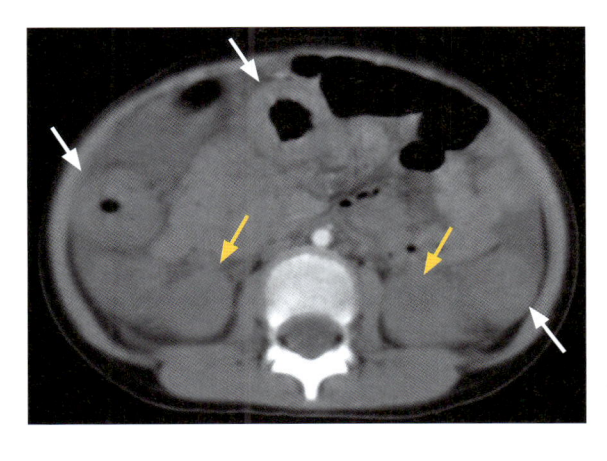

図3 溶血性尿毒症症候群（HUS）の造影CT
壁が肥厚した結腸（白矢印），造影効果の乏しい腎臓（黄矢印）。

上腸間膜動脈の周りを回転している上腸管膜静脈のwhirlpool signがみられる（**図4A，B**）。

- 超音波検査で明らかでないが強く疑われる場合は，上部消化管造影で十二指腸が椎体を超えず，Cループを形成しないことで確定診断できる（**図4C**）。超音波検査で上腸間膜動脈と上腸間膜静脈の位置関係による診断は，捻転がない場合には難しい。

絞扼性イレウス

- 持続する腹痛（間欠性），胆汁性嘔吐，腹部膨満があれば腹部単純X線写真を立位・臥位で撮影する。限局した腸管の拡張像，腹部全体にガス像が少ない，ガス分布の不均衡があれば，絞扼性イレウスを疑い，造影CTを撮影する。

- 3方向の横断面で診断し，捻転部分やガスを多く含む小腸（捻転部の口側）と液体だけを含む小腸（捻転部），closed loopがあれば確定診断である（**図5**）。また，捻転部近くの腸管が鳥のくちばし状にみえるbeak signや捻転部の血管が渦巻き状にみえるwhirlpool signも特徴的である。

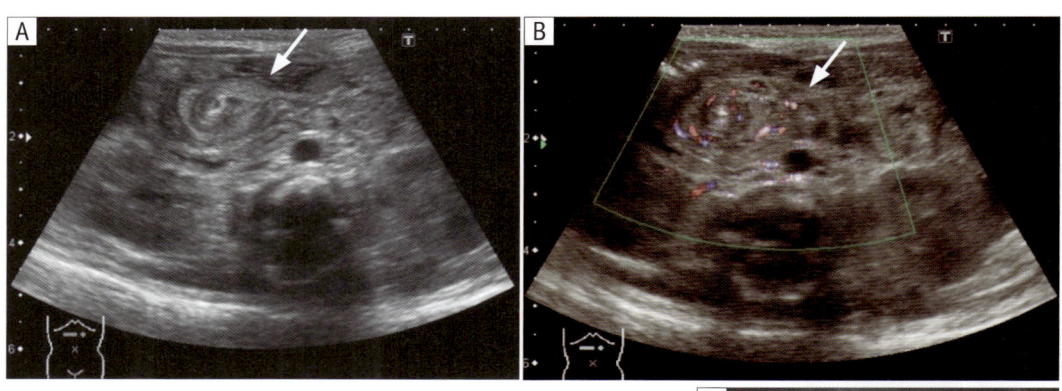

図4 腸回転異常症の超音波検査
A. whirlpool sign（矢印）
B. カラーフロードプラ。捻転している血管が明らかになる（矢印）。
C. 上部消化管造影。十二指腸が椎体を超えない（矢印）。

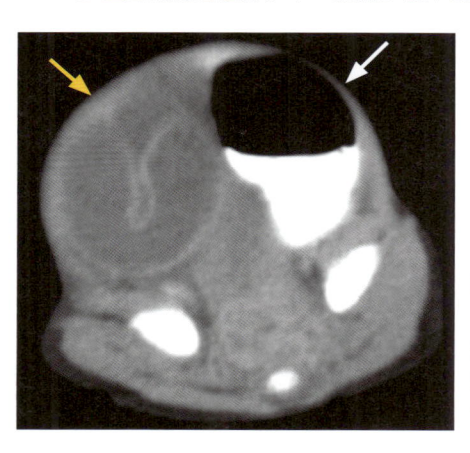

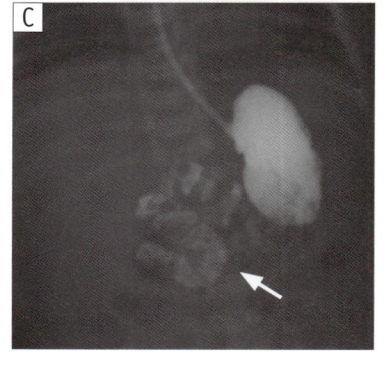

図5 絞扼性イレウスの造影CT
白矢印：口側の腸管はガスを含んで拡張している。イレウス管から注入した造影剤も含まれている。
黄矢印：絞扼した腸管は内容が液体で満たされている。絞扼したループが短ければ捻転部に向かってU字型（closed loop）になる。

消化管穿孔

- 外傷後の腹痛や突然の持続する腹痛，腹部膨満では消化管穿孔を疑い，腹部単純X線写真を立位・臥位で撮影する。立位は横隔膜まで入るようにする。立位ができない場合は，左側臥位正面で撮影する。遊離ガスが確認できれば消化管穿孔の確定診断である（**図6**）。
- 十二指腸損傷で後腹膜に穿孔した場合は，遊離ガスが認められず，消化管造影や造影CTで穿孔が明らかになる（**図7**）。

卵巣嚢腫茎捻転

- 女児で持続する下腹部痛では卵巣嚢腫茎捻転の可能性がある。腹痛は強くない場合もあり，注意が必要である。超音波検査で診断する（**図8**）。奇形腫の場合には充実性の

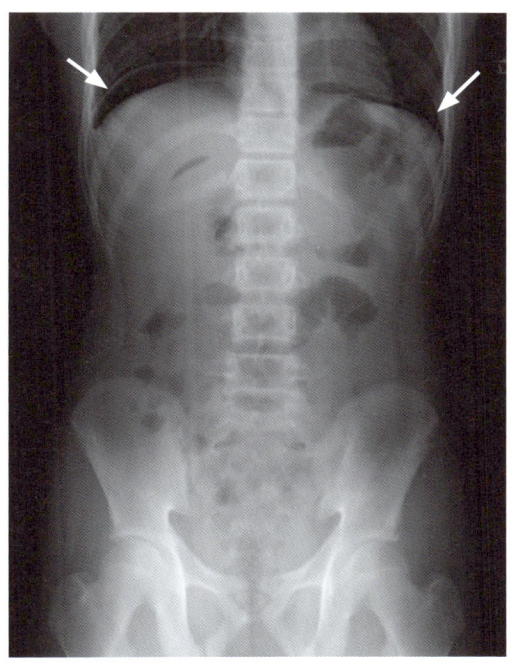

図6 消化管穿孔の横隔膜下の遊離ガス（矢印）

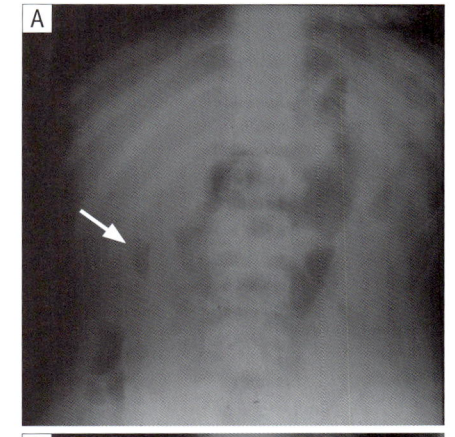
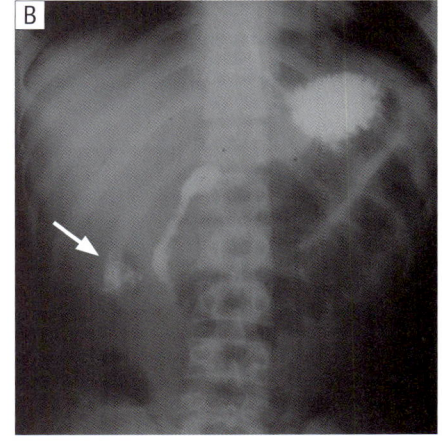

図7 外傷後十二指腸穿孔
腹部単純X線写真（A）では明らかでなかった遊離ガスが，上部消化管造影（B）または造影CTで明らかになる。

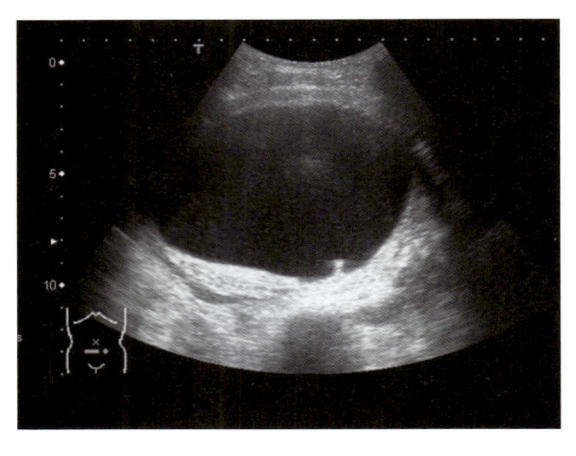

図8　卵巣嚢腫の超音波検査
膀胱以外に嚢胞を認める。

部分もあり石灰化像もみられる。血液検査で腫瘍マーカーであるAFP，β–HCGの値を調べ，造影CTで良悪性を判断する際の参考とする。

- 単純性の嚢胞であり，捻転がなければ手術の必要がない場合もあるので，造影CTで捻転の有無を判断する。

精巣捻転

- 男児の突然の腹痛は，精巣捻転の場合がある。精巣を診察しないと見逃すことがある。患側の精巣は挙上し，触診にて強い圧痛がある。超音波検査で診断するが，精巣捻転の所見は様々である。

- 捻転した精巣は腫大することが多いが，腫大しないこともある。内部エコーは不均一になり，反応性の陰嚢水腫，陰嚢壁腫大がみられ，カラーフロードプラ，カラーパワードプラの減少または消失がみられる（**図9**）。また，精索の捻転部位のねじれが観察できることもある。

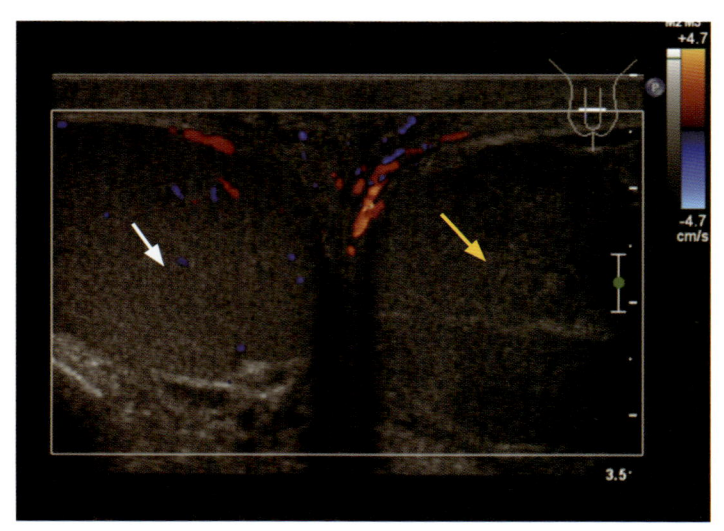

図9　精巣捻転の超音波検査
左右同時の観察にて比較する。健側の内部エコーは均一で，精巣の輝度は高く，カラーフロードプラ血流がみられるが（白矢印），患側では不均一で，輝度が低く，腫大し，血流がみられない（黄矢印）。

5 外せないrareな鑑別疾患・合併症

小腸軸捻転

■ 稀だが，腸回転異常のない小腸捻転症がある。イレウス症状であるが，回腸の捻転が多いので嘔吐がなく，新生児に多いので小腸ガスの存在は異常ではなく，診断に難渋する。注腸検査（**図10**），または造影CTで診断する。

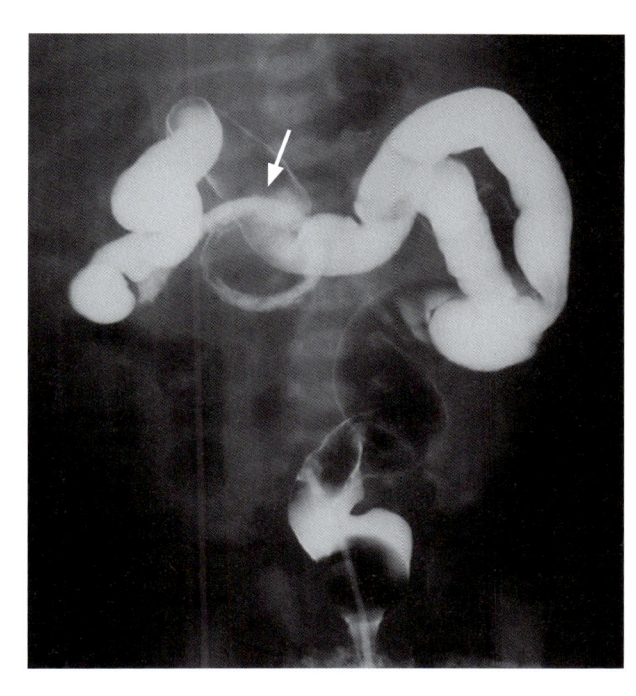

図10　小腸捻転の注腸検査
捻転した小腸が造影されている（矢印）。

溶血性尿毒症症候群（HUS）

■ 下血と腹痛で発症するが，腎不全と電解質異常を合併し，全身状態が悪化し，透析や集中治療を必要とするので早期診断が必要である。超音波検査で結腸全体の肥厚がみられ，造影CTで結腸の肥厚と腎臓の造影不良がみられる（**図3**）。

IgA血管炎

■ 間欠的な強い腹痛を呈するが腹膜刺激症状はない。紫斑が出る前に腹痛がみられることも多いので診断が困難である。超音波検査で回腸末端や十二指腸壁の肥厚がみられ，診断の参考となる（**図11**）。小腸の腸重積も認めることがあるので注意が必要である。

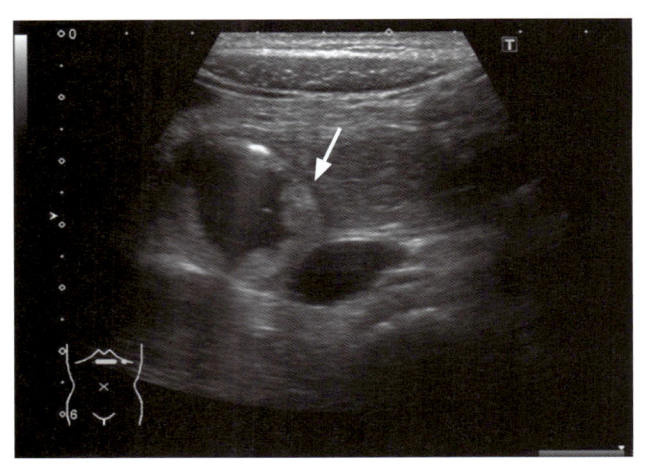

図 11　IgA 血管炎の超音波検査
十二指腸壁の肥厚がみられる。

心筋炎

- 上腹部痛を主訴とする心筋炎がある。不整脈や心不全を合併することがあるので，腹痛患者でも胸部聴診は必須である。血液検査による CK 値の異常の有無と心エコー検査で判断する。

パールメッセージ

▶ 腹痛患者は適切な診断や治療が行われなければ生命の危機や重篤な合併症を引き起こす可能性がある。経過観察や保存的治療の前に，積極的な除外診断と外科医へのコンサルテーションが必要である。

▶ 超音波検査（POCUS，FAST）は腹痛患者の診断の補助として有用である。

文　献
1）浮山越史：要点をおさえる小児救急・プライマリケア．市川光太郎，編．南江堂，2015，p167-71．
2）上村克徳，他：ケースシナリオに学ぶ小児救急のストラテジー．日本小児救急医学会 教育研修委員会，編．へるす出版，2009，p62-4．
3）浮山越史：小児の Point of Care Ultrasound．日本小児集中治療研究会，編著．メディカ出版，2016，p85-115．

12 嘔吐

■ 知っておくべき
ポイント

▶ 嘔吐は小児診療の現場において，ごくありふれた徴候であり，ほとんどがウイルス性胃腸炎に伴った症状である。

▶ しかし，特に注意を要するとされる急性疾患（髄膜炎，腸重積，心筋炎など）の初期徴候でもあり，これらの疾患は一晩，一日で生命危機に陥る危険性がある。

▶ 嘔吐で鑑別すべき疾患は無数にある。問診，身体診察を丁寧に行うことからそれらを絞っていくことができるため，家族の話に耳を傾け，細やかな変化を察知することが基本となる。

▶ いずれにせよ，嘔吐は救急診療では最も細心の注意を払って，診療を行わなければならない症状である。

■ 専門医へ
紹介すべき事象

▶ 遷延性嘔吐（新生児で12時間以上，2歳未満で24時間以上，2歳以上で48時間以上の嘔吐）。

▶ 胆汁様嘔吐（濃い黄色，緑色の吐物）を認めた場合。

▶ 明らかな血便を認めた場合。

▶ 呼吸数，心拍数，血圧のいずれかが同年齢の正常値を超え，下痢を伴っていない場合は胃腸炎以外の急性疾患も想定する必要がある。

▶ 診察医が第一印象で悪いと感じた場合，もしくは輸液などの対応によっても期待した改善が得られない場合。

1 これだけは知っておきたい小児救急診療のknack！

■ 嘔吐は新生児期から学童期まで共通して起こる徴候であるが，その病態は多種多様である。胃腸炎と思っても最後まで他疾患を疑うことが重要である。

■ 咽頭所見は無理に舌圧子を使用せず，患児に開口の協力をあおぐことで無難に診察できることが少なくない。わざわざ嘔吐を誘発し，苦しめる必要はないが，溶連菌感染を疑うときは，診察も検査も迅速に行う。

- 全身状態が思わしくない場合，病名診断に固執して検査を優先する必要はない。病態評価を優先して呼吸，循環，意識を評価し[1]，必要に応じてそれぞれの問題点に対応していく（例：腸重積における循環血液量減少性ショック）。
- 診察時は，近くにビニール袋やガーグルベースンを準備し，いつでも嘔吐に対応できる準備をしておく。診察室における吐物の拡散は避けなくてはならない。
- 診察後，吐物の中には多くのウイルスが含まれている可能性を家族へ説明し，手洗い強化，吐物処理にゴム手袋，ビニール袋を使用するなど，家族も感染しない方法を助言する。このように，患児の保護者を守る努力をすることで，家族との関係性も少なからず深まる。

2 確診のための基本知識

嘔吐のメカニズム（図1）

- 嘔吐は，人体に有害な毒素や代謝産物が入り込んだときにそれらを排出することや閉塞機転に伴う腸管内圧の上昇を軽減するといった人体の防御反応である。鑑別診断や治療薬剤の選択を進める上で嘔吐のメカニズムを理解しておくことは重要である。

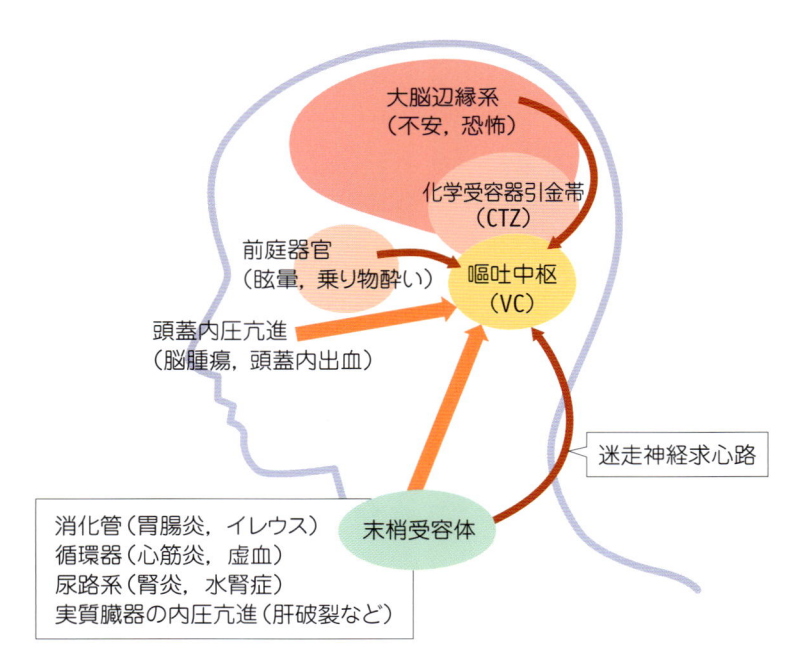

図1　嘔吐のメカニズム
嘔吐中枢へのシグナル伝達は，直接的またはCTZを介し間接的に作用する複数の経路がある。

■主に下記①〜④の4つの経路が知られているが，これらのいくつかは嘔吐中枢の近傍である第4脳室底にある化学受容器引金帯（chemoreceptor trigger zone；CTZ）を経由しており，CTZは様々な経路のシグナルを受けて，嘔吐中枢に作用している。

> ①迷走神経求心路
> 　末梢からのシグナルである。食中毒，腹部膨満，放射線，薬剤などによる嘔吐はこの経路である。
> ②嘔吐中枢への直接経路
> 　嘔吐中枢は延髄外側網様体に存在する。直接作用するものとしては，脳腫瘍などによる頭蓋内圧亢進がある。
> ③前庭器官からの経路
> 　前庭器官の障害または視覚情報と前庭器官の情報処理におけるミスマッチによって刺激され，嘔吐を引き起こす。平衡感覚異常，乗り物酔いなどがこの経路である。
> ④大脳辺縁系からの経路
> 　強いストレスや情動反応（不安，恐怖など）によって嘔吐をもたらす。

▎嘔吐で発症する疾患——年齢別の鑑別診断

■嘔吐は年齢ごとに特異的な疾患が鑑別として挙がるが，重複しているものも多く，他の年代で発症しないわけではない。ここでは，胃腸炎を除いた各年齢の代表的なもののみを**表1**に挙げておく。

表1 嘔吐で発症する特徴的な疾患

新生児	乳幼児	学童
胃食道逆流	腸重積	周期性嘔吐症候群
肥厚性幽門狭窄症	感染（心筋炎，髄膜炎，尿路感染症）	片頭痛
副腎不全	便秘	虫垂炎
先天性腸閉鎖	食道異物	機能性ディスペプシア
Hirschsprung病	アナフィラキシー	溶連菌感染症
腸回転異常	脳腫瘍，脳出血	妊娠
溢乳	鼠径ヘルニア嵌頓	炎症性腸疾患

3 pitfallを回避するためのスキル

■第一印象で悪いと感じたとき，もしくは診察において何かおかしいと感じたときには，躊躇なくすべてのバイタルサインを計測し，ABCDE評価を行っていく[1]。特に呼吸数，毛細血管充満時間，対光反射，瞳孔径の評価は漏れがちになるため，意識して評価する。

- 嘔吐を主訴とする患児は秋から春にかけて，時に爆発的に外来へ押し寄せることがある。そのようなときにこそ，深いpitfallが待っている。次から次へと同じような問診のやりとりと診察が続き，疲労と集中力欠如が生まれやすく，思い込みが強くなり，嘔吐・顔色不良の中に潜む重篤小児の見逃しに繋がってしまう。
- それを容易に回避する方法はないが，単調になってきたことを自覚することが第一歩である。そして，少しでも胃腸炎の経過に合わない部分を認めた場合は，通常診察に加えて，より細かくバイタルサインを調べ，呼吸・循環・意識の評価を行うことが1つの手段である。
- 浣腸などの処置，腹部超音波検査や血液・尿検査などの各種検査は胃腸炎と他疾患を鑑別する上で重要である（**表2**[2]）。それらを受診患者全例に施すわけにはいかないが，初期評価において異常や懸念を感じた場合には積極的に行う。

表2 嘔吐に対する検査項目

検査項目	有用性，特徴
血算，CRP	貧血や鉄欠乏は腸閉塞などの消化管疾患に関与していると考えられている。 細菌感染症では，白血球数やCRPの上昇が認められる。
肝逸脱酵素	急性肝炎など肝胆道系疾患において上昇する。
電解質，BUN/Cre	脱水評価，幽門狭窄症・副腎不全・代謝疾患においては電解質の異常をきたす。
アミラーゼ	膵炎において上昇する。
CK，CK-Mb	心筋炎やイレウスなどで上昇する。
TP，Alb，血糖	胃腸炎，糖尿病性ケトアシドーシスなどの評価に用いる。
凝固系	頭蓋内病変（出血，炎症），血管内皮障害をきたす感染症（髄膜炎，脳炎・脳症，敗血症）などで上昇。
血清アンモニア 血液ガス分析	先天代謝疾患や肥厚性幽門狭窄などにおいて異常値あり。
尿検査	尿路感染症，薬物中毒などを疑う場合，尿中薬物スクリーニング検査（トライエージ®など）を施行する。
腹部X線検査	腸閉鎖，イレウスなどを疑った場合に施行。立位・臥位撮像。立位困難であれば，cross-table lateral view。
腹部超音波検査	非侵襲的に種々の疾患を評価できる有用な検査である。
腹部造影CT	腸管の構造，炎症の所在など多くの情報が得られる一方，被曝の問題を軽視してはいけない。
上部消化管内視鏡	炎症性腸疾患や上部消化管機能異常が疑われる場合に施行する。
頭部CT	頭蓋内圧上昇をきたす疾患が疑われる場合に施行する。

（文献2を参考に作成）

- 嘔吐は，帰宅の方針にすることが圧倒的に多いが，その際に家族へ「どのような場合に再診するか」を一言添えることが，患児を守るために重要である。気になる患児を診察した場合は特に心がける。以下のような場合には再診するよう促す。

> - 嘔吐が一晩で治まらない場合
> - 活気が不良になってきた場合（不機嫌，元気がなくなった，ぐったりしているなど）
> - 痛みを強く訴えるようになった場合
> - 他に気になることが出てきた場合

- 家族が受診を躊躇してしまうような説明は避け，具体的に伝える。もし，重篤疾患だったとしても家族が少しでも早く再び患児を目の前に連れてきてくれることで見逃しを避けられるため，そのような関係性をつくっておくことも重要である。
- これらの対処には，診察する医師自身の体調管理がきわめて重要である。医師の低血糖，睡眠不足，感染罹患は傾聴する姿勢を損ない，診断能力や臨床的勘，集中力を鈍らせ，採血・点滴手技の成功率を低下させる。子どもたちにとって1つも良いことがない。

4 commonな鑑別疾患とその方法

▌胃腸炎

- 胃腸炎の原因としては，細菌，ウイルス，寄生虫などが存在する。細菌性腸炎は比較的症状が強く，血便や強い腹痛を伴う。またサルモネラなどは，菌血症が多いことでも知られている。腸管出血性大腸菌は，発熱を伴わないことも多い。
- 細菌性腸炎の原因について，潜伏期が1週間以上のこともあり，数日程度の食事や行動の確認では原因が突き止められないこともある。生食（野菜含む），焼肉・バーベキュー，爬虫類などのペット飼育，井戸水など様々な原因が背後に隠れていることがあり，意識して問診しない限り原因にたどりつけない。
- ロタウイルス，ノロウイルスに代表されるウイルス性胃腸炎は，悪心・嘔吐以外に下痢（白色，酸味臭），発熱などを主徴とするため，それらの症状がそろっていれば，診断は比較的容易である。また，周囲での流行情報も重要な診断要素となる。
- 身体診察において，発症初期の嘔吐期は通常，腸蠕動音の著明な低下を認める。そのような腸管に水分摂取を促す指導は意味がない。数時間は無理に飲ませず，腸管蠕動の回復を待つ。家族は脱水を恐れるあまり，「飲ませては吐く」を反復する傾向に陥り，逆に脱水を進める結果となる。病初期はしばらく飲ませない指導も必要である。

患児は口渇感により，一気飲みする傾向もあるため，5〜10分ごとにスプーン1杯程度を飲水させるにとどめるよう指導する。改善するまで睡眠を促すことも一手である。

- 脱水所見には注意が必要である。外来で帰宅させずに対応が必要と思われる代表的な脱水所見を**表3**[2]に挙げた。

表3　中等度〜重度の脱水所見

注意すべき脱水所見	● 無関心な表情 ● くぼんだ目 ● 啼泣時に涙が流れない ● 口唇乾燥，口腔内乾燥 ● 頻脈 ● 明らかなツルゴール低下 ● 冷たく，じっとりした四肢 ● 尿量低下（6時間以上おむつが濡れない，トイレへ行かない）

（文献2を参考に作成）

便秘症

- 国内の頻度は不明だが海外では0.7〜29.6％とされており[3]，臨床の場で小児における便秘症に出合うことは比較的多い。
- 通常，家族が排便状況を把握しており，問診の段階で疑いを持つことができる。しかし，年長児になってくると本人任せになっていることも少なくなく，問診だけでは不明確なこともある。
- 典型的には診察で左〜正中下腹部に硬い便塊を触れ，診断契機となる。
- 時に，嘔吐以外に強い顔色不良，腹痛で救急搬送されてくる場合もあるため，便秘症といえども重篤感があることがある。

急性虫垂炎

- 胃腸炎と共通した症状が多く，初期は非特異的な症状から始まるため，診断に難渋する症例もある。年齢分布は，胃腸炎や腸重積と異なり，10歳代に多い。
- 典型的な虫垂炎の嘔吐は，痛みの後に起こる。
- 典型例は，診断に苦慮することは少ないが，低年齢児は不機嫌，食欲不振など非特異的な症状のことが多く，疑って超音波検査などを行わない限り，診断は困難である。

食物アレルギー

- 呼吸器症状（鼻閉，くしゃみなど），皮膚症状（蕁麻疹，発赤など）に並んで消化器症状があり，嘔吐を反復することがある。また腹痛の訴えを伴うこともある。
- 摂食状況などと併せて鑑別診断を進めていく。時に皮膚症状を認めないアナフィラキシーも存在するため，アドレナリン筋注の適応があれば，迷わず行う。

- 食物依存性運動誘発アナフィラキシーは，原因食品を摂取しても運動を行わなければ発症しないため，診断に難渋することがある。嘔吐前の運動の有無や原因食品として多い小麦（パン類）や甲殻類（カニ，エビなど）の摂取について問診することが重要である。

その他の細菌感染症

- 溶連菌感染症は消化器症状（嘔吐，腹痛）を伴って発症する場合があり，胃腸炎様の経過を示す。
- 3歳未満には少なく，咽頭所見（軟口蓋の燃えるような発赤），イチゴ舌，前頸部リンパ節圧痛，咳嗽がない，周囲の流行などが参考になる。
- 尿路感染症も嘔吐など消化器症状を伴うことがあり，間欠的水腎症など泌尿器関連の疾患でも嘔吐はありうることを念頭に置き，検査項目を検討する。

5 外せないrareな鑑別疾患・合併症

細菌性髄膜炎

- 現代もなお重篤な後遺症や時に死亡する疾患であるため，早期診断，早期治療が求められる小児救急分野の代表的疾患である。
- 小児は嘔吐をはじめとして非特異的症状で発症することが知られており，不機嫌，易刺激性なども重要な所見である。細かな診察で疑いを持つことが必要であり，特に乳児期は大泉門の診察を忘れない。ただし，大泉門膨隆や髄膜刺激徴候がないことで，髄膜炎を否定できるわけではない。
- 第一印象の悪さや親の強い不安は，重要な臨床所見である。
- 胃腸炎同様，輸液のみで一時的に改善することがあるため，輸液による改善は除外根拠にならない。
- ワクチンの普及により，Hib髄膜炎は激減している。肺炎球菌性髄膜炎も減少しており，ワクチンの効果は臨床的に認められている。ゆえにワクチン接種の有無を確認することは除外診断の重要な要素になりうる。

腸重積

- 6カ月から3歳までの乳幼児に好発する。ムラのある不機嫌，いつもと違う啼泣などで疑われることがある。
- 疑いを持った場合，浣腸をして便を確かめる必要がある。

- 教科書的にはイチゴゼリー状の血便と表現されているが，そのような血便は発症後，それなりの時間が経過していることを示す。初期は，普通便からやや軟便の上に点状に血液が散在している程度である。

心筋炎

- 外してはいけない疾患の代表格であるが，しばしば胃腸炎，感冒として初期は見過ごされてしまう。心筋炎の初期症状として，嘔吐はよく認められるものとされている[4]。
- 平均罹患年齢は9.2歳であるが，小児の年齢分布は二峰性であり，乳児期（6～12カ月）と青年期（16歳）にそれぞれピークがある。
- 初期の身体所見について，わが国における『急性および慢性心筋炎の診断・治療に関するガイドライン』[5]では「頻脈，徐脈，不整脈，心音微弱，奔馬調律（III音やIV音），心膜摩擦音，収縮期雑音などがみられる」と記載されており，他に息切れなどの肺のうっ血症状も挙げられている[4]。小児において死亡した劇症型心筋炎の臨床所見として，発熱と嘔吐が高率に認められていたと報告されている[6]。
- 劇症型はみるみる状態が悪化していく。突然死例も存在するため，いつ心停止するかわからない危機的状況であることを認識し，早急な高次医療機関への搬送を心がけ，万が一，徐脈になった場合は胸骨圧迫の開始をためらわない。

頭蓋内出血，脳腫瘍

- 突然の体位変換や起床などにより，悪心をほとんど伴わない嘔吐が出現した場合は，頭蓋内圧上昇を起こしている徴候の1つである。
- 嘔吐が起きる時間帯の確認は重要である。朝方に多い，もしくは昼や夕でも起床時に多いといった状況が確認された場合は，注意が必要である。また，嘔吐してもすぐに回復するようなことが1～2週間にわたって遷延するような場合も頭蓋内病変を疑う。

食道異物

- 乳幼児で，「食べたり飲んだりしたらすぐに吐く」と親が訴えた場合は疑わなくてはならない。
- 吐物の性状は未消化物である。
- 硬貨などを口の中に入れていたエピソードを問診で聞きだせれば，診断は比較的容易である。誤飲したものが，硬貨やボタン型電池であれば，胸部X線写真（正面・側面）で診断に至る。
- 食道異物は診断までに時間がかかると治療方針が限られてくる上に，食道潰瘍，食道穿孔，縦隔炎という重篤な合併症をきたす危険性があるため，早期診断を心がける。

■ 妊娠

- わが国における15歳未満の妊娠出産事例数は，毎年40～50名程度であるが，15歳未満の人工妊娠中絶件数は300～400件である。そして，15歳の中絶件数は年間1,000件程度と一気に増加する（人口動態統計，厚生労働省）。小児医療現場において，妊娠は無関係ではない。
- 月経周期が不安定な時期でもあり，本人が自覚していないこともある。
- 背後に性的虐待や援助交際など様々な社会的問題が隠れていることがあり，患児が自ら訴えることは少ない。10歳代の女児に対する診療において，その些細な異変を感じ取り，まずは嘔吐の原因として妊娠の悪阻を疑うことが重要である。

パールメッセージ

▶ 嘔吐は，多くの鑑別診断があるとともに，多くの生命危機に陥る危険な疾患が存在する。ある教科書には，嘔吐に関して各年代の代表的鑑別診断を総計すると100を超える疾患数が記載されている[7]。すべてを紹介することはできないため，ここでは診断に固執することなく，まずは病態安定化をめざし，1つひとつ丁寧に診断していくことに主眼を置いて解説した。

▶ 生命に関わる重篤な疾患を初期段階で発見することは難しいこともあり，嘔吐を主訴としたケースで苦い経験をした読者も少なくないはずである。小児診療に恐怖感を抱いてしまうことも，運が悪かったと思うこともあるかもしれない。しかし，その一方で小児救急現場において，まさに医師として本領を発揮する貴重な場面でもある。小児診療は生命危機に瀕した患児に手を差し伸べるチャンスが与えられている場面と考えられれば，きっとpitfallは消えているはずである。その役割に誇りを持ち，半歩前に出て患児が示す些細な変化を見逃さないように心がけていくことが大切である。

文 献

1) American Heart Association：PALSプロバイダーマニュアル AHAガイドライン2010準拠. 宮坂勝之, 監. シナジー, 2013, p7-30.
2) Di Lorenzo C：Approach to the infant or child with nausea and vomiting. In：UpToDate®.
3) Mugie SM, et al：Best Pract Res Clin Gastroenterol. 2011；25(1)：3-18.
4) Durani Y, et al：Am J Emerg Med. 2009；27(8)：942-7.
5) 急性および慢性心筋炎の診断・治療に関するガイドライン（2009年改訂版）．（2017年7月閲覧） http://www.j-circ.or.jp/guideline/pdf/JCS2009_izumi_h.pdf
6) 佐地　勉, 他：日小児循環器会誌. 2006；22(4)：514-24.
7) Stevens MW, et al：Textbook of Pediatric Emergency Medicine. 5th ed. Fleisher GR, et al, ed. Lippincott Williams & Wilkins, 2005, p681-9.

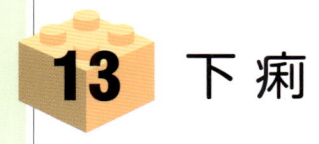

13 下 痢

石原　潤, 栁　忠宏

■■ 知っておくべき
ポイント

▶ 下痢は,「1日に排泄する便の水分量が増加し便量と便回数が共に増加すること」と定義され, 72時間以内に改善し2週間以内に治癒する場合を急性下痢症, 2週間以上遷延する場合を慢性下痢症と言う[1]。

▶ 下痢は小児診療で多く遭遇する症状であり, 原因としては急性の胃腸炎, 特にウイルス性胃腸炎の頻度が圧倒的に高い。しかし, 消化器疾患以外にも敗血症, 尿路感染症などの腸管外感染症や緊急性の高い重篤な疾患が原因であることもあり注意を要する。

▶「年齢」と「急性か慢性か」によって鑑別疾患が異なるため, それぞれに頻度の高い疾患を把握しておくべきである。

■■ 専門医へ
紹介すべき事象

▶ 第一印象が悪い, すなわち意識レベルの低下や末梢循環不全, 全身状態不良, 急激な症状の悪化がある症例は速やかに二次病院に紹介すべきである。

▶ 遷延性の下痢や, 血便, 器質的疾患を疑われるような腹痛では, 消化管内視鏡などの精査が必要になることもあるため専門医に相談する。

1 これだけは知っておきたい小児救急診療のknack！

▌問診・触診の注意点

■ 診断のポイントとして問診と触診が重要である。

■ 下痢の回数と便の量, 色, 血便の有無などに注意する。また, 便の臭いが特徴的であることも多い。発熱, 腹痛, 嘔吐などの随伴症状があるかどうか, どのくらいの期間続いているのか, 元気はあるか, 食欲はあるか, 体重減少はないかなどを確認する。

■ 食事の内容(生もの, 井戸水摂取など)や, 服用中の薬剤, 食物アレルギーなどの基礎疾患, 海外渡航歴, 家族内あるいは保育園や学校での流行性疾患なども聴取することが大事である。

■ 触診では腹壁の硬さ, 圧痛点の部位, 反跳痛の有無, 腸蠕動音の聴取などが大事である。

■ 虫垂炎（穿孔すると下痢が急増する）などの腹痛を認める場合，年長児では入室時の歩行状態やベッドに上がる姿勢も参考になる。

脱水の評価

■ 乳幼児では下痢によって容易に脱水になりやすいため，脱水の評価が重要である。脱水の程度は体重減少，尿量低下，頻脈の有無，ツルゴール低下，眼窩陥没，大泉門陥没，粘膜・舌の乾燥，毛細血管再充満時間，無欲様顔貌などを参考に重症度を判定し適切に細胞外液の補液を行う。

2 commonな鑑別疾患

■ 下痢の原因となる鑑別疾患を**表1**[2]にまとめた。頻度の高いcommonな疾患に＊マークを付記した。

表1 急性・慢性下痢の鑑別疾患

年代別	急性下痢	慢性下痢
新生児期	ウイルス性・細菌性胃腸炎 敗血症＊ 尿路感染症＊	先天性クロール下痢症 先天性低ナトリウム下痢症 吸収不全症候群
乳幼児期	ウイルス性・細菌性胃腸炎＊ 腸管外感染症＊ （尿路・呼吸器感染症，中耳炎） 薬剤（抗菌薬）＊ 肝炎・膵炎 胆道閉鎖症	消化管アレルギー＊ 乳糖不耐症＊ 腸炎後症候群＊ 炎症性腸疾患 吸収不全症候群 好酸球性胃腸炎 Hirschsprung病 副腎機能不全 乳児難治性下痢症 腸性肢端皮膚炎 偽性腸閉塞 短腸症候群
学童期	ウイルス性・細菌性胃腸炎＊ 急性虫垂炎 血管性紫斑病 肝炎・膵炎 糖尿病性ケトアシドーシス	過敏性腸症候群＊ 炎症性腸疾患 吸収不全症候群 好酸球性胃腸炎 甲状腺機能亢進症 消化管・腸間膜腫瘍

（文献2, p90より引用・一部改変）

感染性胃腸炎

- 感染性胃腸炎は細菌，ウイルスなどの感染性病原体による嘔吐，下痢を主症状とする感染症である。ウイルス感染（ロタウイルス，ノロウイルスなど）によるものが多く，毎年秋から冬にかけて流行する。感染性胃腸炎の発生動向によると，例年11月頃から患者数が急増し12月にピークとなり，その後減少するが，1月から春季にかけても流行がある。どのウイルスも感染様式は糞口感染で，嘔吐物や糞便中のウイルスが直接あるいは汚染食品などを介して感染する。

- 一方，食中毒も細菌，ウイルスなどの感染性病原体によるものが大多数を占めている。2015年における厚生労働省食中毒統計（**表2**）[3] では，総患者数22,718例のうち，細菌性6,029人（27％），ウイルス性15,127人（67％）で全体の約94％を占めている。細菌性ではカンピロバクターが2,089人（35％）と最も多く，ウイルス性ではノロウイルスが98％と大多数を占めている。

表2 食中毒発生状況—病因物質別発生状況（厚生労働省，2015年）

原因物質	患者（人）	死者（人）
総数	22,718	6
細菌	6,029	−
カンピロバクター	2,089	−
サルモネラ	1,918	−
ブドウ球菌	619	−
ウェルシュ菌	551	−
腸管出血性大腸菌（EHEC）（VT産生）	156	−
ウイルス	15,127	−
ノロ	14,876	−
寄生虫	302	−
アニサキス	133	−
化学物質	410	−
自然毒	247	4
不明	601	0
その他	2	2

（文献3より抜粋）

- 細菌性とウイルス性の鑑別は容易ではなく，ウイルス抗原迅速診断検査が陰性の場合は以下を参考にして鑑別を行う。

- 細菌性を疑う所見としては，①血便，②強い腹痛，③高熱，④しぶり腹（テネスムス），⑤生もの，井戸水の摂取などが挙げられる。
- ウイルス性を疑う所見としては，①軽度の臍周囲の腹痛，②流行性（保育所，幼稚園，学校など），③嘔吐，④水様便・白色便などが挙げられる。ノロウイルス感染症や乳幼児のロタウイルス感染症では，細菌性に比べ，嘔吐症状が先行することも多い。
- 腹部超音波検査は腸管壁の肥厚，腸液の貯留，腸間膜リンパ節腫大の有無を描出できるため，ウイルス性と細菌性の鑑別に有用である（**表3**）[4]。

表3　各下痢症の超音波所見

下痢疾患	特徴的な超音波所見
ロタ，ノロウイルスによる胃腸炎	小腸のびまん性の液貯留
エルシニア腸炎	回腸末端の肥厚
サルモネラ，カンピロバクター腸炎	回腸〜横行結腸の肥厚
腸管出血性大腸菌感染症	盲腸〜上行結腸の肥厚
偽膜性腸炎，出血性腸炎 重症腸管出血性大腸菌感染症	大腸全体の肥厚
アデノウイルス腸炎，細菌性腸炎	回盲部リンパ節腫大

（文献4より引用・一部改変）

腸管外感染症

- 発熱を伴う場合は消化管感染以外に尿路感染症（膀胱炎，腎盂炎，腎炎など）や腹膜炎，胆嚢炎，髄膜炎，心内膜炎などの局所性および全身性の感染症の可能性もある。発熱，心窩部痛と下痢を主訴に来院し腹痛が強く，高熱であったため細菌性胃腸炎を第一に考え経過をみていた児が，実は急性巣状糸球体腎炎であった例も少なくない。腹部超音波で腸管の肥厚や液貯留がない場合は，腸管外感染症も考慮する必要がある。

薬剤

- 非ステロイド性抗炎症薬（NSAIDs）や抗菌薬の経口投与により，下痢・軟便をきたすことは稀ではない。NSAIDsの胃腸障害の発現頻度は3〜15%[5]，小児の抗菌薬による下痢の頻度は29%とのデータがある[6]。抗菌薬別に分類すると，ペニシリン系が43%，セフェム系が31%，マクロライド系が26%とペニシリン系が最も多い傾向がある[6]。抗菌薬による下痢症は，抗菌薬投与後2〜3時間から中止後6〜8週間に生じる下痢症で，便性が軟化または水様となり持続期間が2日以上と定義されている[7]。
- 多くは原因薬剤の中止により軽快するが，抗菌薬の長期投与，免疫力の低下した児，制酸剤・ステロイド投与中の児などでは*Clostridium difficile*による腸炎も考慮するべきである。

消化管アレルギー

- 食物アレルギーのうち，主に血便・嘔吐・下痢といった消化器症状を呈するものである。発症時期は出生後すぐから乳児期まで広範にわたる。牛乳を原料とする普通ミルクが原因の症例が大半を占める。
- 診断には，①原因物質摂取後に発症，②原因物質中止後症状は消失し，かつアレルゲン除去食による治療開始後は症状再燃をみないこと，③原因薬物の負荷試験が陽性であること，の3条件を満たす必要がある。
- 一般外来での負荷試験は難しく，本疾患を疑った場合は負荷試験の可能な施設への紹介が適切と思われる。血液検査ではアレルゲン特異的リンパ球刺激試験（ALST）が有用である。

乳糖不耐症

- 母乳や牛乳に含まれる二糖類である乳糖は，小腸粘膜の微絨毛にある乳糖分解酵素（ラクターゼ）によってブドウ糖とガラクトースに分解され吸収される。乳糖分解酵素の活性が低下するために，二糖類である乳糖が分解されず下部腸管へ流入し，浸透圧性の下痢を呈する。乳児期の乳糖不耐症には，生まれながらに乳糖分解酵素が欠損している「先天性乳糖不耐症」と，急性の感染性下痢症や薬剤などが原因で小腸粘膜および微絨毛が傷害されて，乳糖分解酵素の活性が低下する「二次性乳糖不耐症」がある。日本人では先天性は非常に稀であり，二次性がほとんどである。
- 乳製品アレルギーなどの鑑別が必要であり，診断方法として，ミルクなどを飲んで症状が出た児に乳糖分解酵素製剤を服用してもらい，症状が軽快した場合は乳糖不耐症と診断される。その他，便の酸性度，還元物質濃度の測定，経口乳糖試験などを実施して診断する。
- 治療としては，乳糖を食物から除くことが原則である。乳児には，乳糖を含まない無乳糖乳へ変更するか，不足している乳糖分解酵素を薬剤で補充する。

過敏性腸症候群 (irritable bowel syndrome；IBS)

- Rome Ⅳ分類において，原因は不明だが，遺伝的要因，成育歴，腸管の炎症アレルギーによる免疫反応などの複数の要因により中枢と腸管の両者でストレス感受性が亢進した状況になると発症すると推測されている。心理的ストレスにより消化管運動異常が増悪し，また逆に腹痛や不快感といった消化器症状により不安・抑うつなどの情動反応が生じることも知られている。
- 図1[8]に診断フローチャートを示す。IBSが疑われた場合，器質的疾患を鑑別することが重要であり，警告症状（表4）[9]を見逃さず，慎重にフォローアップする。

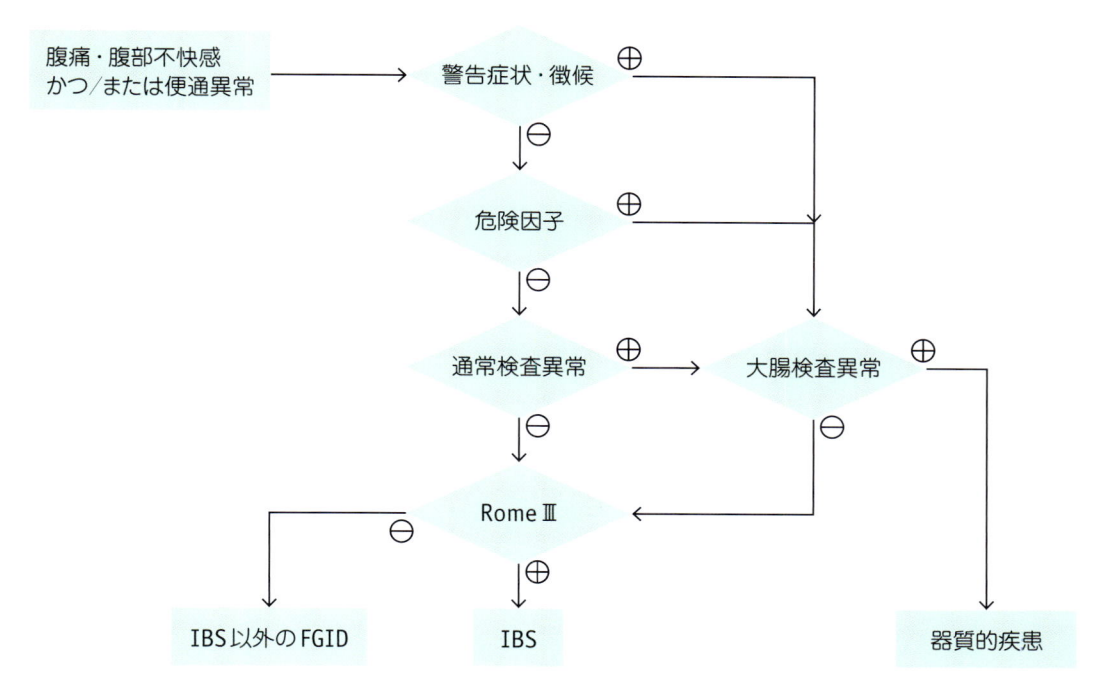

腹痛・腹部不快感と便通異常，あるいはそのいずれかが，3カ月の間に間欠的に生じるかもしくは持続する患者がアルゴリズム適用の目安となる．急性の腹痛，急性の便通異常の場合にはIBS以外の疾患を念頭に適切な診療を進めるべきである．

アルゴリズム適用患者において，菱形でチェックを行い，陽性（＋）あるいは陰性（一）によって診療を進める．① 警告症状・徴候の有無，② 危険因子の有無，③ 通常臨床検査での異常の有無を評価する．これらのいずれか1つでも陽性であれば，大腸内視鏡検査もしくは大腸X線検査を行う．

① 警告症状・徴候：発熱，関節痛，血便，6カ月以内の予期せぬ3kg以上の体重減少，異常な身体所見（腹部腫瘤の触知，腹部の波動，直腸指診による腫瘤の触知，血液の付着など）を代表とする，器質的疾患を示唆する症状と徴候．
② 危険因子：50歳以上での発症または患者，大腸器質的疾患の既往歴または家族歴．また，患者が消化管精密検査を希望する場合にも精査を行う．
③ 通常臨床検査：血液生化学検査（血糖を含む），末梢血球数，炎症反応，TSH，尿一般検査，便潜血検査，腹部単純X線写真がIBSの通常臨床検査である．なお，IBSの診断バイオマーカーはいまだ不明である．このなかで，特に便潜血陽性，貧血，低蛋白血症，炎症反応陽性のいずれかがあれば大腸内視鏡検査もしくは大腸造影検査を行う．
④ 大腸検査：大腸内視鏡検査もしくは大腸X線検査を指す．個別の症状・徴候・検査値に応じて，大腸粘膜生検，上部消化管内視鏡検査もしくは上部消化管造影，腹部超音波，便虫卵検査，便細菌検査，腹部CT，小腸内視鏡（カプセル内視鏡，バルーン内視鏡），小腸造影，腹部MRI，乳糖負荷試験などが鑑別診断のために必要になることがある．また，便秘が重症の場合には，大腸運動が極度に低下するcolonic inertiaや排泄機能がおかされる直腸肛門障害との鑑別も必要である．なお，臨床上の多彩な病像に適切に対応するのは担当医の責務であり，診療ガイドラインは器質的疾患の除外を保証するものではない．

以上が陰性であれば，機能性消化管疾患（functional gastrointestinal disorder：FGID）であり，Rome Ⅲ基準に基づいてIBSを診断する．Rome ⅢのIBS診断基準を満たさなければ，IBS以外のFGIDである．腹痛のない便秘は機能性便秘，腹痛のない下痢は機能性下痢，便通異常のない腹痛は機能性腹痛症候群，便通異常のない腹部膨満感は機能性腹部膨満，いずれでもなければ非特異機能性腸疾患である．なお，Rome Ⅲは2016年にRome Ⅳに改訂されることが決定している．Rome Ⅳに改訂されたのちはRome Ⅳに基づく方針とする．

図1　過敏性腸症候群（IBS）診断フローチャート
〔機能性消化管疾患診療ガイドライン2014 ——過敏性腸症候群（IBS）．日本消化器病学会，編．南江堂，2014，p *xvi* より許諾を得て転載〕

表4　過敏性腸症候群の警告症状

> 慢性腹痛の警告症状
> - 炎症性腸疾患，セリアック病，胃潰瘍の家族歴
> - 持続的な上腹部痛または右下腹部痛
> - 嚥下困難
> - 嚥下痛
> - 持続性嘔吐
> - 消化管出血
> - 夜間の下痢
> - 関節炎
> - 肛門周囲の疾患
> - 体重減少
> - 成長障害，思春期遅発
> - 原因不明の発熱

（文献9より引用・改変）

4　外せないrareな鑑別疾患・合併症

■ 頻度は決して高くないが，発見が遅いと重篤化する疾患の詳細を以下に述べる。

腸管出血性大腸菌感染症による溶血性尿毒症症候群(hemolytic uremic syndrome；HUS)

■ O-157などベロ毒素を産生する大腸菌で，HUSや脳症を合併し，重症化・死亡することもある。ウシなどの腸管に棲息しており，解体時に汚染された牛肉や，糞で汚染された井戸水や堆肥を使用した野菜から感染する。焼肉店での集団食中毒が数多く報道された。2012年4月には富山県でO-111による集団食中毒が発生し，うち小児は20例であった。その中の10例（50%）がHUSをきたし，8例が急性脳症を発症，3例（15%）が死亡した。

■ 症状は，3〜4日の潜伏期の後，腹痛，下痢，血便，発熱を認める。HUSは腸炎の発症から5〜14日後に発症するが，腸炎の病勢と一致しないこともあり，腸炎症状が落ちついた後に突然，顔色不良，褐色尿，浮腫，出血斑などで発症するため注意が必要である。本疾患の腹部超音波所見では，上行結腸壁の著明な肥厚とエコー輝度の亢進が特徴的で，腸管壁は回盲部から肛門部まで肥厚する[10]（**図2**）。また，腎臓の輝度亢進も特徴的である（**図3**）。治療について腸管出血性大腸菌感染に対する抗菌薬の使用とHUSの発症に関しては一定の結論はない[11]とされているが，ベロ毒素産生大腸菌感染に対して抗菌薬（ホスホマイシン）の使用が下痢発症早期（特に2日以内）であった群では，抗菌薬をまったく使用しない群に比べてHUS発症率が低いことが示されている[12]。

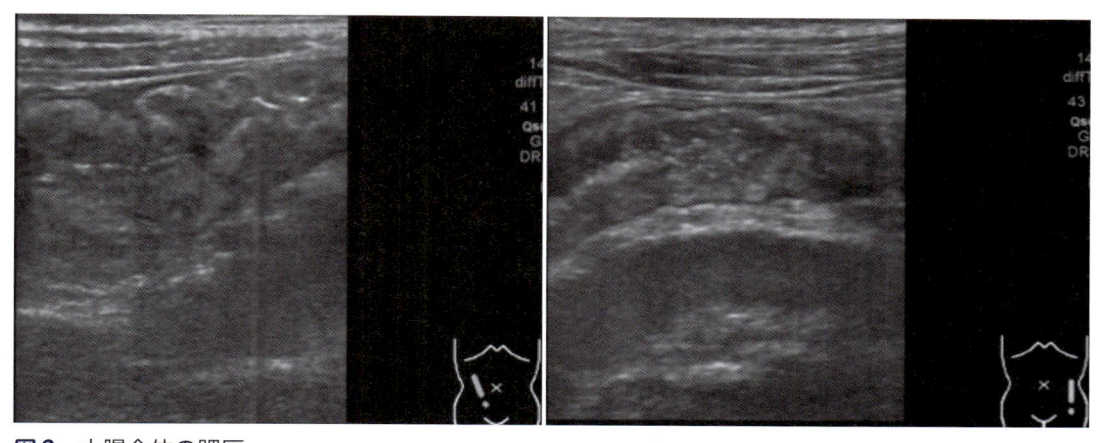

図2　大腸全体の肥厚
（写真提供：北九州市立八幡病院　小野友輔先生）

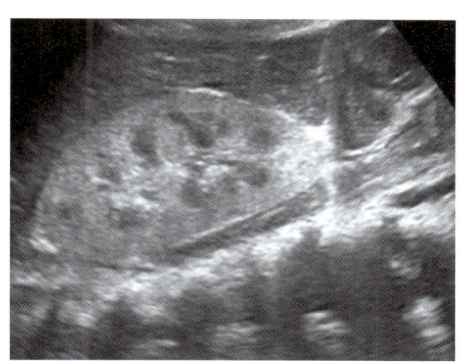

図3　腎実質の輝度亢進
（写真提供：北九州市立八幡病院　小野友輔先生）

▍急性虫垂炎

- 発症初期には少量の下痢がみられることがある。右下腹部痛を認めた場合，浣腸を行い便性の確認，腹痛が軽減するかなどを確認する。改善がみられない場合は血液検査，腹部X線や超音波検査を行う。
- 腹痛も発症初期は軽度であり，心窩部〜臍上部痛であることも多く，感染性胃腸炎と診断されることも多い。浣腸前後や検査後などタイミングを変えて何度も腹部の触診を行うことが重要である。診断がつかないが疑わしい場合は，①歩行などにより腹痛が増悪するとき，②右下腹部に痛みが移動したとき，③発熱時，には再受診するよう指導しておく。

▍腸重積症

- 腸重積の診断で重要とされる症状は，腹痛，嘔吐，血便の三主徴であるが，最近は病院への受診が早く，間欠的腹痛や血便になる前に来院することも多い。発症初期には明らかな腸管の先行感染にかかわらず下痢のみがみられることがある。

- 乳幼児，特に1歳未満の児では，便臭は重要である。通常，離乳初期であっても，酸臭であるが，腸重積のときには粘血便の影響で"魚が腐ったような"生臭い便臭を呈することもしばしば経験する。
- 年長児では進行が緩やかで見逃しやすい。
- 確定診断は，腹部超音波検査で行う。感度・特異度ともほぼ100％に近いと報告されており[13]，非常に有用な検査手段とされている。腹部超音波検査での腸重積所見は，target sign（**図4**），pseudokidney sign などが特徴的所見として認められる。

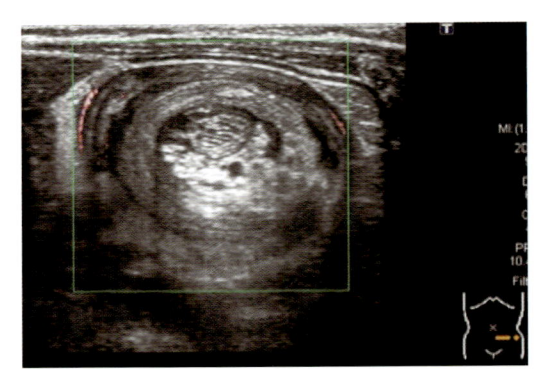

図4 腸重積症の腹部超音波所見（target sign）

炎症性腸疾患

- 炎症性腸疾患は，小腸や大腸に原因不明の非特異的な慢性炎症を起こす疾患である。一般的には潰瘍性大腸炎（UC）とクローン病（CD）の2疾患を指す。小児では8歳頃から増加傾向が認められ，遷延性の下痢，血便，腹痛をきたす。確定診断には消化管内視鏡検査が必要であり，臨床的に疑い内視鏡検査に結びつけることが肝要である。
- UCは下痢，血便が主要症状であり，発症早期では細菌性腸炎との鑑別は困難であることも多い。CDはUCと異なり，下痢の頻度は50％未満と言われており，明らかな顕血便を認めないことも多い。腹痛，体重減少，微熱が多いことが特徴である[14]ため，IBSとの鑑別が重要である。したがって前述のIBSの警告症状が認められた場合には，CDとの鑑別を要することもある。
- 血液検査について特異的な所見はないが，慢性の腸管炎症の評価は診断の一助となる。ヘモグロビンの低下や，蛋白漏出所見としてアルブミン低下を確認する。炎症所見として，UCでは軽症の場合，CRPは正常範囲であることも多い。CDではUCに比べCRPが変動し，下痢や腹痛の症状が軽快してもCRPが陰性化しないことを経験する。さらに，赤血球沈降速度は夜間や救急の場では確認が難しいが，CRPが正常範囲であっても高値を認めることも多いので有用である。

5 pitfallを回避するためのスキル

- 下痢の患者をみたときに，「恐らく感染性胃腸炎でしょう」と補液，整腸薬処方などで

経過観察としてしまうことも少なくない。感染性胃腸炎が流行している時期においても，鑑別を意識して問診や診察をすることが望まれる。

- ■ 気になる問診所見，非典型的な経過，全身状態不良などでは，先述のrare疾患の見落としを避けるため，腹部以外にも丁寧な診察と，必要であれば血液検査や腹部X線，超音波検査などを行うほうがよい。特に腸重積や急性虫垂炎では，超音波所見が確定診断に結びつくため，下痢や嘔吐が主症状であっても，腹痛の訴えが明確でない3歳以下，強い腹痛，発熱，血便を伴っている症例は超音波を推奨したい。
- ■ 受診時には症状が軽度であったり，超音波検査を行っても明らかな所見が得られないことも多いため，帰宅させる際に「今後，血がまじった便が出る，腹痛が強くなる，または右下腹に限った範囲が痛む，下痢が2週間以上続く，などがみられたなら再度受診して下さい」と，家族・本人に再診のタイミングをしっかり説明することが重要である。

パールメッセージ

- ▶ 小児救急における下痢は頻度の高い徴候であり，原因として感染性腸炎が多いが，問診や身体診察，超音波検査から他の疾患が見つかることがある。
- ▶ 再診の目安を家族・本人に丁寧に説明することで，重篤になりうる疾患の早期発見・治療につながると思われる。

文 献

1) Sreedharan R, et al：Nelson Textbook of Pediatrics. 19th ed. Kliegman RM, et al, ed. Elsevier, 2011, p1240-9.
2) 羽鳥麗子：小児・思春期診療最新マニュアル. 五十嵐　隆, 監. 中山書店, 2012, p90.
3) 平成27年病因物質別発生状況. 平成27年（2015年）食中毒発生状況. 厚生労働省, 2015.
4) 岩崎信広, 他：Med Technol. 2003；31(4)：386-92.
5) 今日の治療薬 解説と便覧2017. 浦部晶夫, 他編, 南江堂, 2017, p273.
6) 松本康弘, 他：日薬師会誌. 2016；68(29)：233-5.
7) 工藤孝広, 他：小児・思春期診療最新マニュアル. 五十嵐　隆, 監. 中山書店, 2012, p142-4.
8) 機能性消化管疾患診療ガイドライン2014―過敏性腸症候群（IBS）. 日本消化器病学会, 編. 南江堂, 2014, p xvi.
9) Hyams JS, et al：Gastroenterology 2016；150(2)：1456-68.
10) Sivit CJ, et al：Pediatric Sonography. Siegel MJ. ed. Lippincott Williams & Wilkins. 2002, p337-85.
11) 溶血性尿毒症症候群の診断・治療ガイドライン. 溶血性尿毒症症候群の診断・治療ガイドライン作成班, 編. 東京医学社, 2014.
12) Ikeda K, et al：Clin Nephrol. 1999；52(6)：357-62.
13) エビデンスに基づいた小児腸重積症の診療ガイドライン. 日本小児救急医学会ガイドライン作成委員会, 編. へるす出版, 2012, p22.
14) Kugathasan S, et al：J Pediatr. 2003；143(4)：525-31.

 **14** 検尿異常——乏尿，多尿，頻尿，排尿痛含む

平本龍吾

知っておくべきポイント

▶ 2015年3月に日本小児腎臓病学会から，『小児の検尿マニュアル　学校検尿・3歳児検尿にかかわるすべての人のために（検尿マニュアル）』が刊行された。3歳児検尿は先天性腎尿路異常（congenital anomalies of the kidney and urinary tract；CAKUT）の早期発見，学校検尿は慢性腎炎の早期発見が主な目的である[1]。

▶ 小児の尿路感染症の特徴は，乳児に多く，症状が非特異的であり見逃されやすく，基礎に腎尿路異常を伴っていることが多い。

▶ 尿路感染症を起こした学童女児では，排尿回数が1日4回以下の場合は膀胱機能異常を合併することがあり注意が必要である。

専門医へ紹介すべき事象

▶ 高度蛋白尿（特に浮腫を伴う場合）や尿糖強陽性は直ちに専門医へ紹介する。

▶ 肉眼的血尿が出現した場合は一度専門医へ紹介することが望ましい。

▶ 蛋白尿が一定期間続く場合は腎生検目的で紹介が必要である。

▶ 尿路感染症の診断の場合，男児では初回，女児では反復するときは，腎尿路系異常の精査が必要である。

▶ 年長児以降の排尿障害（昼間遺尿等）は精査が必要である。

1 これだけは知っておきたい小児救急診療のknack！

■ 大半の顕微鏡的血尿の場合，緊急性はない。まずは高血圧・乏尿・浮腫の有無を確認し，それらがあれば血液検査を施行する。特に症状がなく，叩打痛や疼痛もなければ緊急性はないが，血尿の原因検索は必要である。

■ 肉眼的血尿の中で，尿潜血が強陽性なのに尿赤血球数が少ない肉眼的血尿の場合は，ヘモグロビン尿やミオグロビン尿の可能性があり緊急を要する。

■ 尿路感染症の症状は排尿時痛があれば疑いやすいが，ほかはどれも非特異的なため，疑うことが診断の第一歩となる。特に乳児の上部尿路感染症の10〜15％は膿尿を認めないので注意が必要である。

■ 予防接種の普及により侵襲性細菌感染症が減少しているものの，尿路感染症の否定が最終的に必要である。

2 commonな鑑別疾患

▋血尿

■ 血尿の診断では，まず顕微鏡的血尿と肉眼的血尿に分けて考える。前者は学校検尿，3歳児検尿あるいは偶然の検査により発見されることが多く，後者はそのものを主訴として受診する場合が多い。血尿の種類では糸球体性と非糸球体性に分けて考える。原因として，糸球体性疾患では糸球体基底膜菲薄化症候群やIgA腎症が多く，非糸球体性疾患では高カルシウム尿症，ナットクラッカー現象などが多い。しかし原因不明なことも少なくない[2]。血尿の鑑別診断を**表1**[3]に示す。

■ 高カルシウム尿症は小児の血尿の原因としては稀ではない。わが国の報告では，非糸球体性血尿の37％に高カルシウム尿症がみられ，特に肉眼的血尿発作を伴う血尿症では64％に高カルシウム尿症がみられたという。尿路結石も小さなものを含めれば決して稀ではなく，一部に先天性の代謝あるいは尿細管疾患が含まれる点が成人と異

表1 血尿の鑑別診断

非糸球体性血尿 ● 赤血球円柱（−） ● 変形赤血球（−） 肉眼的血尿の場合 ● 鮮紅色	腎臓	ナットクラッカー現象 腎静脈/動脈血栓症，動静脈奇形，多嚢胞腎 急性間質性腎炎（抗菌薬，NSAIDs，フロセミドなど） 尿細管壊死（アミノグリコシド，抗腫瘍薬，重金属，シクロスポリン，シクロホスファミドなど） 悪性腫瘍（Wilms腫瘍，横紋筋肉腫，白血病など） 稀な原因：血管腫，リンパ管腫，神経線維腫など	
	尿細管	膀胱炎，尿路結石症，高カルシウム尿症 精巣上体炎，尿道炎，出血性素因（血友病）など	
糸球体性血尿 ● 赤血球円柱（＋） ● 変形赤血球（＋） 肉眼的血尿の場合 ● 赤褐色〜黒褐色	単独腎疾患	C3低下	急性糸球体性腎炎 膜性増殖性糸球体性腎炎 シャント腎炎，B型肝炎，HIV 慢性菌血症（亜急性細菌性心内膜炎など）
		C3正常	IgA腎症 急速進行性糸球体性腎炎 アルポート症候群，基底膜菲薄化症候群など
	全身疾患	血管性紫斑病 SLE 溶血性尿毒症症候群 多発血管炎性肉芽腫症（旧名称：Wegener肉芽腫症），結節性多発動脈炎など	

（文献3より一部改変）

なる[2]。

■ 学校検尿三次で来院した場合は，**図1**の「学校検尿フローチャート」[1]に沿って検査を進めていく。

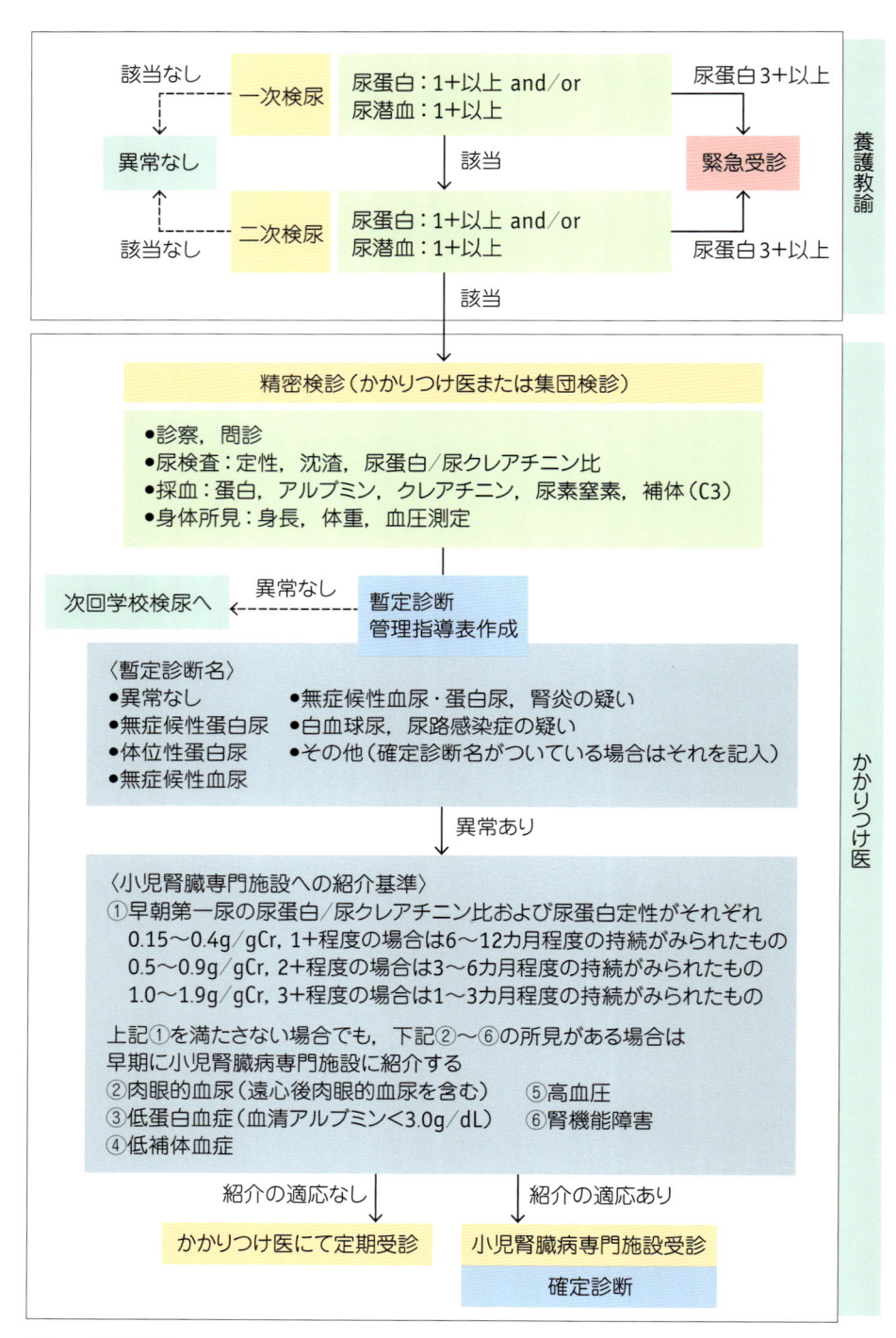

図1 学校検尿フローチャート

（文献1より一部改変）

- 肉眼的血尿の場合は，まず血圧を含めて全身状態の評価をする。呼吸・循環が落ちついていたら血尿の原因検索を進める。外傷歴の有無も必ず確認する。非常に稀だが悪性疾患が原因となることがあり，腹部超音波検査等での画像検査が必須となる。

蛋白尿

- 小児でも蛋白尿の定量の評価としては尿蛋白/尿クレアチニン（Cr）比が用いられるようになり，3歳以上では0.15g/gCr以上を異常として判断する。実際に尿蛋白/尿Cr比は1日の尿蛋白量とほぼ等しいとされ，蓄尿が困難な小児にとっては非常に有用な指標となる。早朝尿が望ましいが，随時尿で代用することもある。定性法で尿蛋白が（±）であっても，尿の濃縮力が未熟な乳幼児や，尿細管の障害により尿の濃縮力障害を合併する低形成・異形成腎などの先天性腎疾患においては，尿蛋白/尿Cr比に換算すると，軽度～中等度の有意な蛋白尿を示す場合がある。そのため特に年少児であっても尿蛋白/尿Cr比で確認することは重要となる。
- 発熱時や運動後，脱水などによって蛋白尿を認めることがある。特に体位性蛋白尿（起立性蛋白尿）は学校検尿で見つかる尿蛋白陽性者の20～40％を占めるため，除外が必要になる。体位性蛋白尿は生理的な蛋白尿であり，健康な学童の約10％に認められる。運動や体位により尿中への蛋白排泄が増加するために起こり，将来的な腎機能には影響がないと考えられ，特に治療の必要はない。診断のためには早朝尿と随時尿の比較が簡便かつ有用である。早朝尿採取の際は，就寝直前の排尿・起床直後の採尿が基本となる。正しい採尿方法であれば随時尿のみ尿蛋白陽性となる。
- 将来的に末期腎不全に至る可能性がある検尿異常として，感度・特異度の点からも，最も重要な指標は尿蛋白である。わが国の10万人以上を対象としたマススクリーニングの報告でも，蛋白尿が将来の慢性腎不全と最も密接な予測因子とされ，試験紙法で（1＋）の人は陰性の人に比べて将来末期腎不全に至るリスクが約2倍に上昇する[4]。

尿糖

- 糖は糸球体を通過した後，近位尿細管でほぼ100％吸収されるため，通常は尿中に糖は出ない。当然ながら血糖値が上昇する状態もしくは近位尿細管障害があると尿糖が出現してくる。
- 血糖値が上昇するよく知られている疾患としては糖尿病がある。非常に稀だが遺伝性果糖不耐症等がある。

3歳児検尿・学校検尿

- 2015年の検尿マニュアルの改訂で3歳児検尿の判定基準は蛋白尿のみで（±）となっており，尿潜血が検尿項目から外れている（市町村によってはまだ入っているところ

もある）[1]。一方，学校検尿の判定基準は尿潜血・蛋白尿ともに（1＋）である。

■ 3歳児検尿の一番の目的はCAKUTの早期発見であり，尿蛋白のスクリーニングに重点が置かれている。**表2**[1]に，3歳児検尿の精査を行った際の専門医に紹介すべきポイントを示す。ここで注意すべき点としては，小児の血清Cr値は成人とは違って低年齢ほど低いことであり，3歳だと血清Cr 0.38mg/dL以上は腎機能障害と判断される。またCAKUTに含まれる低形成腎発見のために，腹部超音波検査で腎サイズ長径が3.7cm以下の場合は要精査となっている。

表2 3歳児検尿における小児腎臓病専門施設への紹介基準

尿検査	尿蛋白／尿Cr比	0.15g/gCr以上
	尿β_2マイクログロブリン／尿Cr比	0.50μg/mgCr以上
血液検査	血清Cr	0.38mg/dL以上
血圧		110/70mmHg以上
腎超音波	水腎症（SFU分類）	3度以上
	片側腎長径	5.7cm未満
	腎長径左右差	1.1cm以上
	腎臓形態等の異常	一側腎欠損 上部尿管拡張 腎エコー輝度の亢進
	膀胱形態・壁の異常	尿管瘤 膀胱後面の尿管拡張

（文献1より改変）

■ 学校検尿の目的は慢性腎炎の早期発見である。1974年に世界で初めて日本で開始された集団検診制度であり，開始後から慢性糸球体腎炎による透析導入者は減少している。実際の成果としては，欧米と比較して小児の末期腎不全率は少なく，また慢性糸球体腎炎が原因の末期腎不全率は50％から2％へと激減している[5]。小児期の慢性腎炎で一番多いIgA腎症は学校検尿で高率に発見されており，早期発見・治療が腎機能の予後の改善に貢献してきたのは明らかである。血尿・蛋白尿の両方が陽性の場合や，有意な蛋白尿が続く場合は専門医への紹介が必要となる。

尿路感染症

■ 小児では比較的頻度が高く，特に3カ月未満の乳児では一番多い細菌感染症である。感染する場所によって，下部尿路感染症（膀胱炎），上部尿路感染症（腎盂腎炎など）に分けられる（**図2**）[6]。

■ 乳児の場合，発熱，哺乳力低下，嘔吐，下痢，不機嫌などよくある症状のため，見逃されやすい疾患である。中には重症化して敗血症（特に6カ月以下）を起こすこともあるので，しっかり診断し，適切な治療を行う。

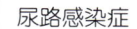

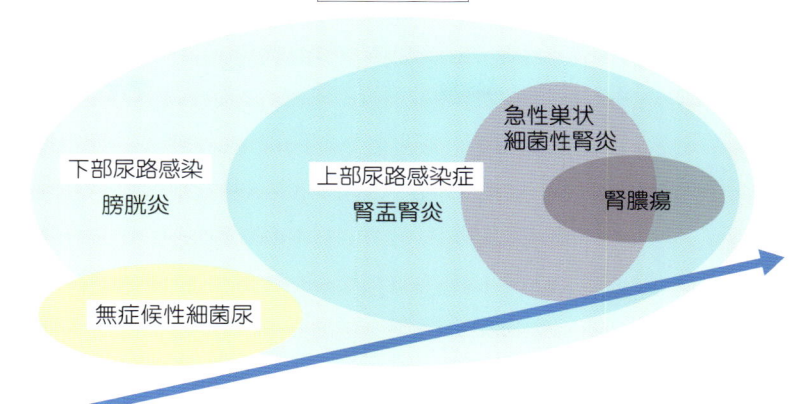

図2 尿路感染症の部位概念

（文献6より引用）

- 尿路感染症を発症する児の約30〜40％は，基礎に何らかの腎尿路系異常を伴っているとされ，これらの発見には画像検査が必要である。
- 急に症状が悪化する危険性があり，確実に内服できるかどうかわからない乳幼児の場合，基本的には入院した上で十分な輸液を行いながら適切な抗菌薬を経静脈的に使用すべきである。全身状態が良好な年長児の場合は，最初から経口で抗菌薬治療することも可能である。
- 尿路感染症の再発は20〜35％あり，前回発症から6カ月以内が最も多いとされる。また再発回数が多いほど腎瘢痕を形成しやすいため，再発を予防することは大事である。特に学童女児で排尿回数が1日4回以下の場合は膀胱機能異常を合併することがあり，注意が必要である[6]。
- 生活管理面では，女児の場合は適切な清拭方法（前から後ろ）を指導し，局所の清潔保持に気をつけることが大事である。また学童期以降では1日の排尿回数を6回前後に保つように気をつける。1日4回以下の場合には積極的に水分を摂取してもらい，時間を決めて（たとえば3時間ごとに）トイレに行くよう指導することも有効である。乳児（男児）は基本的に包茎だが，真性包茎で排尿時に包皮が風船のようにふくらむ場合はステロイド軟膏を塗ることで，包茎の症状改善が見込める。

▌乏尿・多尿・頻尿

- 小児の1日の平均的な尿量は，1歳では500mL前後，小学校低学年では700〜1,000mLくらいである。
- 「乏尿」とは一般的には尿量が極端に少なくなった状態を指す。体内の水分は発汗に

よっても調整されるので，汗が多いと尿量が減少するが，通常は水分を摂取すると元に戻る。しかし，猛暑や炎天下での激しい運動などで多量の汗をかいたときに適切な水分補給がされないと，腎臓への血流が極端に減少して急性腎不全になることがあり注意が必要である。厳密には，小児の乏尿は400mL/日/1.73m^{2}以下，もしくは0.5mL/kg/時間以下(新生児では1mL/kg/時間以下)，小児の無尿は50mL/日/1.73m^{2}以下と定義される。乏尿では最大濃縮力をもってしても通常の食事によって産生される老廃物を排出できず，体内の恒常性を保つことができなくなっている。主な原因は，ひどい下痢・嘔吐のために脱水症を合併する胃腸炎や，急性糸球体腎炎やネフローゼ症候群などの腎疾患である。

- 「多尿」とは，平均的な尿量と比較して異常に多くなった状態を指す。病的な多尿としては，心因性多尿，尿崩症，糖尿病などがあり，口渇感により水分を多量に摂取するため，1日の尿量が3,000mLを超える場合もある。持続的な多飲と多尿がある場合には，専門医への紹介が必要である。逆に一過性の生理的反応としては，多量の水分摂取や，カフェイン入り飲料摂取による一時的な尿量増加がある。

- 新生児の排尿回数は1日15〜20回程度あり，生後半年〜1歳頃までは10〜16回程度ある。2〜4歳頃までには，排尿回数は7〜10回程度まで減少する。5歳頃までには，随意自排尿が獲得され，排尿回数は5〜9回程度となる。5〜12歳の排尿回数は4〜7回，それ以降は成人同様に3〜6回程度となる[7]。

- 「頻尿」とは，排尿回数が年齢の正常範囲より多くなった状態を指す。治療が必要な原因の中では膀胱炎(下部尿路感染症)がある。年長児では頻尿以外に排尿時痛を訴えることが多いが，乳児では容易に腎盂炎(上部尿路感染症)に移行し高熱を出すので注意が必要である。同じ膀胱炎でもアデノウイルスによる出血性膀胱炎では頻尿と同時に血尿もみられる。通常は自然に治癒するが，水分摂取が不足して尿量が少なくなると血液塊が詰まることもある。日中は頻尿が目立つのに排尿時痛がなく，夜間は尿意を訴えない場合は心因性の頻尿の可能性がある。幼稚園入園や学校入学，遠足・運動会などの行事や試験が近づいたり，心配なことや嫌なことなどのストレスが原因になる。尿検査を行って膿尿等の異常がないことを確認したら，あせらずゆったりとした気持ちで接するように指導する。

3 pitfallを回避するためのスキル

- 目でみて尿の色が赤色や赤褐色だからといってすべてが血尿というわけではない。オムツの尿が赤色や橙色の場合は，尿酸塩やシュウ酸塩の結晶の可能性があり，特に尿が濃縮しやすい夏季に多くみられる。また薬剤では，チペピジンヒベンズ塩酸(アス

ベリン®），セフジニル（セフゾン®），リファンピシンなどで赤く着色することもあるので忘れずに内服薬を確認する。

■ 体位性蛋白尿の診断に関しては，一度での判断は困難である。診断のためには，保護者に蛋白尿試験紙を購入してもらい，自宅で1～2週間程度早朝尿と学校から帰宅後の尿検査を行い，その結果を記載して次回外来受診時にみせてもらう方法が有用である。

■ 尿路感染症診断のための適切な採尿方法とは，乳幼児の場合はカテーテル使用による導尿もしくは膀胱穿刺，自尿確立（トイレで排尿ができる状態）後は中間尿のクリーンキャッチである。ただしわが国では，膀胱穿刺による採尿は一般的ではない。採尿バッグでの診断は信頼性が低い。女児の場合は外陰部の発赤やおりものがある場合は，丁寧に局所をきれいにしてからの採尿が勧められる。またカテーテルによる導尿の際は，最初の尿数滴は破棄してから採尿すると尿培養の精度が上がる。

■「最近またおねしょをするようになった」との家族の訴えから，多尿を呈する糖尿病が見つかることがあるので，家族の何気ない発言に対しても注意を払う必要がある。

4 commonな鑑別疾患とその方法

▌肉眼的血尿

■ 同じ肉眼的血尿でも，鮮紅色と赤褐色尿～黒褐色尿に分けられる。鮮紅色の場合は，非糸球体性疾患，赤褐色尿～黒褐色尿（コーラ色～赤ワイン色）の場合は，糸球体性疾患の可能性を考える。特に後者は上気道炎に伴って出現しやすい。

■ 非糸球体性疾患では，尿赤血球円柱はみられず尿赤血球の変形も少ない。逆に糸球体性疾患では尿赤血球円柱が認められたり，尿赤血球の変形も高度である。ただし採尿後速やかに判断しないと溶血によって判断を誤ることがあるので注意する（**表1**）[3]。

▌尿路感染症

■ 熱の原因が不明の乳幼児では，比較的状態が保たれている場合に尿路感染症を疑って，検尿と尿培養検査を行うことになる。乳幼児の場合は発熱，嘔吐，下痢，不機嫌など，そして年長児の場合は頻尿，排尿時痛，発熱，腰痛などを呈することが多い。

■ 適切に採取された尿培養で大腸菌以外，あるいは複数の起炎菌が確認された場合には，腎尿路系異常を伴っていることが多いため，腹部超音波検査は必須である。

外せないrareな鑑別疾患・合併症

肉眼的血尿

- 肉眼的血尿で尿潜血強陽性なのに尿赤血球が少数の場合は，ヘモグロビン尿やミオグロビン尿の可能性がある。血液検査結果と併せて，溶血性尿毒症症候群や横紋筋融解症の鑑別が必要となり，その場合は速やかな治療開始が必要で緊急性を要する。

尿路感染症

- 高熱を伴う尿路感染症の中に，急性巣状細菌性腎炎（AFBN）という特殊な尿路感染症もある（図2）[6]。この疾患は画像検査の進歩とともに放射線医学領域で注目された疾患である。腎盂腎炎より進行しているものの，腎膿瘍にまでは至らないと位置づけられることが多い。
- 特徴としては，膿尿（尿中白血球増加）や尿培養の所見に乏しい症例があること，膀胱尿管逆流症等の合併頻度が高く治療期間が長くなること（再発を防ぐ意味でも合計3週間の抗菌薬投与が必要）など，腎盂腎炎と臨床的に異なる点がある。通常は炎症所見が強いことが多い。時に意識障害を伴う場合があり，そのため救急のpitfallとして，脳炎/脳症と誤診されることがある。意識障害があり，かつ炎症所見が強い場合は鑑別に入れる必要がある。

尿糖陽性

- 尿糖陽性なのに高血糖を示さない小児の腎疾患としては，先天性近位尿細管機能異常症（腎性糖尿，Fanconi症候群など），遺伝性尿細管疾患（ネフロン癆，Lowe症候群など）があるので注意が必要である。

先天性腎尿路異常（CAKUT）

- 血尿が合併することは稀である。CAKUT発見という点からは，蛋白尿より尿β_2マイクログロブリンのほうが感度が高い。3歳児の尿β_2マイクログロブリンの基準値は0.5μg/mgCrである。
- CAKUTの中には，膀胱尿管逆流症（vesicoureteral reflux；VUR）以外に，尿道狭窄等の閉塞性尿路疾患や下部尿路機能障害がある。特に上部尿路感染症では合併する頻度が高く，その発見契機になることがあり，見逃さないことが大切である。

▶ 血尿・蛋白尿・尿糖などの検尿異常の中に緊急性のある疾患が混じるので，見逃さないように注意する。

▶ 緊急性がなくても専門医への紹介が必要となる条件がある。その際に2015年に刊行された検尿マニュアル[1]は参考になる。

▶ 小児の尿路感染症は腎泌尿器系の異常が合併することが多いので，適切に診断し十分な治療を行い，精査が必要かどうか見きわめることが大事である。

文 献

1）本田雅敬，他：小児の検尿マニュアル．初版．日本小児腎臓病学会，編．診断と治療社，2015，p iii-iv．
2）血尿診断ガイドライン2013．血尿診断ガイドライン編集委員会，編．2013，p191-9．
3）平本龍吾：当直医のための小児救急ポケットマニュアル．五十嵐　隆，監．中山書店，2014，p113-5．
4）Iseki K, et al：Kidney Int. 1996；49(3)：800-5．
5）服部新三郎：Annual Review 腎臓．御手洗哲也，他編．中外医学社，2006，p136-41．
6）平本龍吾：小児診療．2014；77(11)：1604-8．
7）中井秀郎：小児腎臓病学．日本小児腎臓病学会，編．診断と治療社，2012，p337-40．
8）飯島一誠，他：小児腎臓病学．日本小児腎臓病学会，編．診断と治療社，2012．
9）五十嵐　隆：小児腎疾患の臨床．改訂第6版．診断と治療社，2015．

15 事故外傷——頭部外傷

荒木　尚

■ 知っておくべき
ポイント

▶ 小児頭部外傷の多くは軽症で，手術や集中治療を必要としない。Glasgow Coma Scale（GCS）スコア8，あるいはそれ以下の重症例のうち，びまん性脳腫脹や頭蓋内血腫が急速に増大する場合などでは，不慮の転帰をとることもある。

▶ 小児頭部外傷の転帰は，受傷直後の病態に大きく左右される。特に低酸素，低血圧，外傷後けいれん，糖代謝異常の合併は予後不良因子である。

▶ 多診療科，多職種の関与が必要であり，かつ施設内外の円滑な連携が大切である。

■ 専門医へ
紹介すべき事象

▶ 頭部CTの解釈に自信がなく，特に意識レベル等の臨床像と画像が乖離する場合。

▶ 頭蓋内圧（intracranial pressure；ICP）亢進が疑われ，早急に外科的処置（ICPセンサー留置や減圧等）の適応を検討すべきと考えられた場合。

▶ 受傷機転として虐待の関与が疑われた場合。

▶ 頭蓋骨骨折や頭蓋内出血性病変を認めた場合。

1 これだけは知っておきたい小児救急診療のknack！

■ 頭部外傷の診療を行う場合，まず，意識レベルの評価を行う。そのためには年齢に応じた意識レベルスコアの使用が望ましい。

■ 軽症にみえる子どもであっても，年齢に応じて，意識レベルのみならず血圧，脈拍，体温などのバイタルサインを数値化し評価を行う。子どもの概観は重要であり，普段から診療時には健康児との違いを探す習慣をつけるとよい。

■ 頭部CTを急いで撮ることより，「呼吸の様子はどうか」といった全身状態や，搬送中の急変時対応を常に確認しながら診療を進める。院内急変時の対応の遅れはその後の病態に強く影響するため，効率よく診療の流れを妨げないようにして危機管理の徹底を心がける。

2 確診のための基本知識

初期診療時に観察すべき点・注意する点

1) 一般状態はどうか？

- 概観を観察し，血圧，脈拍，呼吸回数，体温を測定する。
- 頭部の診察に入る前に，必ず呼吸循環動態の安定を確認する。独歩受診や会話可能な場合は余裕を持ってもよいが，呼びかけや刺激に対して目を開けない場合は重症と判定し，緊急対応を要する。
- 瞳孔径や形状，眼球偏移の有無などを観察する。回復体位を取り，気道閉塞に注意する。低酸素・低血圧の合併は防止しなくてはならない。嘔吐により脱水を呈していることもある。

2) 頭部 (頭皮) の状態はどうか？

- 皮下血腫の部位を確認する。頭皮挫創がある場合は，動脈性出血の有無を確認する。出血部位が明らかでない場合は，部分剃毛を行い直視下に確認する。
- 圧迫止血を行うか，局所麻酔薬を注入し縫合止血する。
- 同時に外耳孔や鼻孔から出血がないかどうか観察する。

3) 首を痛がるかどうか？

- 頭部打撲と同時に頸椎損傷が存在することもある。頸部の前後屈時や，後頸部正中圧痛を訴える場合は，安易に動かさず頸椎固定を行う。疑わしい場合もそのようにする。

4) 神経症状はどうか？

- 受傷直後にけいれん発作を起こし，その影響で片麻痺や失調などの神経学的異常を呈する場合もある。意識障害や神経症状は緩徐に進行することもあり注意を要する。
- 言語を介する必要のある機能は評価しにくい。乳児の神経学的評価は常に呼吸循環を優先し，時間をかけすぎないよう注意する。

意識レベルの評価と救命措置

- 頭部外傷による意識レベル評価法として，Japan Coma Scale (JCS) およびGCSが知られる。意識レベル評価で大切なことは，「経時的変化」の観察にある。急性硬膜外血腫の際に認められる「意識清明期」も経時的かつ入念な意識レベル評価により早期に検出することができる。
- 軽症例では，受傷直後の意識消失がない，あっても数秒の意識消失で，来院時にも麻痺などの神経症状がまったくないことが多い。一方，頭痛，不機嫌，傾眠，記憶障害などは精神症状と間違われやすく外傷による症状かどうか判断が難しい。嘔吐，顔面

蒼白についても同様である。

■ 中等症〜重症の子どもは意識障害を伴うため，常に呼吸状態などに留意しつつ（特に下記の2点），迅速かつ落ちついて救命措置を行わなくてはならない。

> ① 気道を塞がないようにすること
> ➡ 嘔吐物を口から掻き出す，横向きにして呼吸を観察するなど
> ② けいれんを起こした場合，愛護的に扱いながら回復体位にすること
> ➡ 口の中にタオルなど押し込まない。1分以下で自然に止まることがほとんどである

頭部外傷の特徴

1）びまん性脳損傷

脳振盪

■ 脳振盪は，頭痛，悪心，健忘，バランス異常など一過性の症候を特徴とするびまん性脳損傷の最も軽微な形態である[1]。脳振盪の診断に意識消失は必須ではなく，① 身体症状，② 精神症状，③ 睡眠，④ 情緒の4項目について評価する。スポーツ頭部外傷の場合，現場評価に Child SCAT3™ が有用である[1]。

■ 最近，画像診断装置がより高感度となったことで微小出血などの器質的損傷が描出可能となり，脳損傷と診断される症例が増加している。脳振盪による高次機能障害は医学的問題であり，機能的異常の画像診断やリハビリテーション長期予後の研究が進められている[2,3]。

■ 日本脳神経外傷学会スポーツ頭部外傷検討委員会（現 スポーツ脳神経外傷検討委員会）の提言によれば，脳振盪を起こした選手は受傷当日の競技は禁止，競技復帰も段階的に行うよう推奨されている。また各種スポーツ競技団体が公示する指針や，頭部外傷の専門家の判断を参考にすることも重要である[4]。

びまん性脳腫脹（図1）

■ 小児重症頭部外傷の CT 所見から脳実質が広範に腫脹している状態を指す。未熟な脳血管床の機能不全による一次的な脳血流自動調節能障害・破綻に伴った「脳充血」による病態と考えられている[5]。

■ 一般に小児の脳組織は腫脹しやすいと考えられているが，脳血流を実際に実測すると脳充血という現象は認めないという説もある。一方，頭部外傷に伴う気道閉塞や呼吸異常，けいれん重積に起因した低酸素，高炭酸ガスによる二次的脳腫脹が一般的であろう。

■ 虐待による頭部外傷（abusive head trauma；AHT）に合併する脳腫脹には特有の機序の存在が考えられている。AHT の病態には ① 揺さぶり，② 回旋力，③ 直撃，

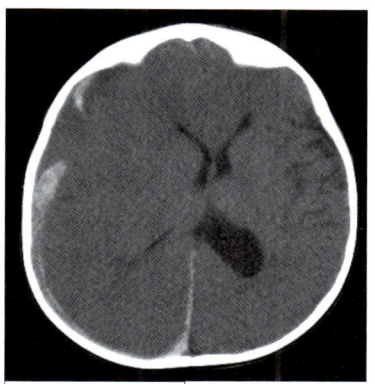
1歳9カ月，男児
虐待による頭部外傷。意識障害および強直性間代性けいれんにて来院。

図1 びまん性脳腫脹

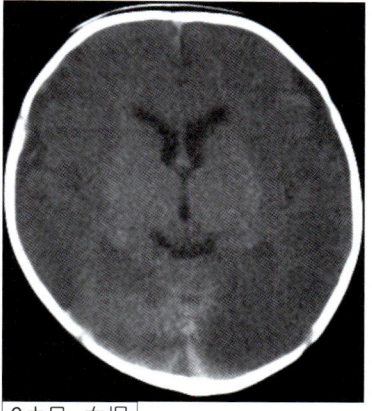
9カ月，女児
虐待による頭部外傷。強い揺さぶりにより受傷。意識障害および呼吸不全にて来院。

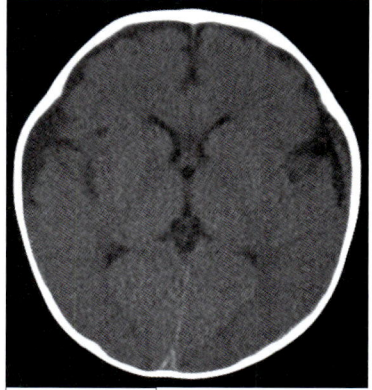
10カ月，男児
心停止している状態で発見された。蘇生により心拍再開，意識障害にて来院。

④二次性脳損傷（低酸素・低血圧）等が関与する。延髄に特異的損傷が及び，呼吸・循環中枢が破綻して低酸素・低血圧を合併，その結果，二次的脳損傷を助長するという説[6]，静脈内血栓の関与，多数の微小脳内出血の関与[7]等が推測されている。AHTの脳実質は急速に著しい脳萎縮をきたすため，機能予後は絶望的であり，正常な成長発育を期待することは困難である。

びまん性軸索損傷

- GCS8以下でありながら，頭蓋内圧亢進を伴わないことが多い。CTではまったく異常を認めないか軽微な点状出血を認める程度で，MRIを実施すると脳梁・基底核・傍大脳鎌白質・深部白質・脳幹などに微小出血性病変が散在することが多い。
- 重症例では意識障害が遷延し神経症状も著しい。長期臥床による四肢筋力低下や肺炎，褥瘡など全身合併症に注意した管理が必要となることが多い。
- 神経機能の改善を認めた小児例もあり，急性期からの積極的なリハビリテーションの効果が期待される。

2) 局所性脳損傷

頭蓋骨骨折

- 軽微な頭蓋骨骨折であっても入院観察とすることが多い。頭蓋骨骨折の多くは保存的に経過観察するが，骨折により硬膜損傷や直下の脳実質損傷・嚢胞性病変・クモ膜癒着などを認める場合，growing skull fractureという骨縁の融解が起きることもある。
- 頭蓋骨骨折は，頭蓋内出血性病変を示唆する因子でもあり，数時間後CT撮影を実施することが多い。
- 髄液の漏出を伴う開放性骨折は受傷後6時間以内に修復を要する。陥没骨折は美容的

見地から頭蓋形成術が行われることも少なくない。また，頭蓋骨骨折はAHT診断の端緒となる病変でもあり，注意を要する。

急性硬膜外血腫（図2）

- 分娩外傷を含め乳幼児期：この時期の硬膜外血腫は後頭蓋窩に多く，硬膜静脈洞やその近傍からの静脈性出血によることが多い。中頭蓋窩が未発達な時期は骨と硬膜の癒着が強く，中硬膜動脈が損傷されにくいことから典型的な硬膜外血腫は少ない。後頭蓋窩の硬膜外血腫は保存的観察により消退した例や，骨折線を介して皮下組織に血腫が漏出し自然消退した例の報告も少なくない。

- 学童期以降：頭蓋冠の発達が進み，中頭蓋窩の深さが増す。これと同時に中硬膜動脈の起始部が骨内に取り込まれ頭蓋骨骨折による脈管損傷が生じやすくなる。乳幼児期に比べ硬膜は骨内面から剝離されやすくなり，硬膜外血腫形成に至る。重度の脳実質損傷の合併がなければ神経学的予後は良好である。血腫が少量で，意識レベルもよく，神経症状もない場合には保存的観察により軽快した例も報告されているため，手術適応について判断を仰ぐ必要のある病態と言える。

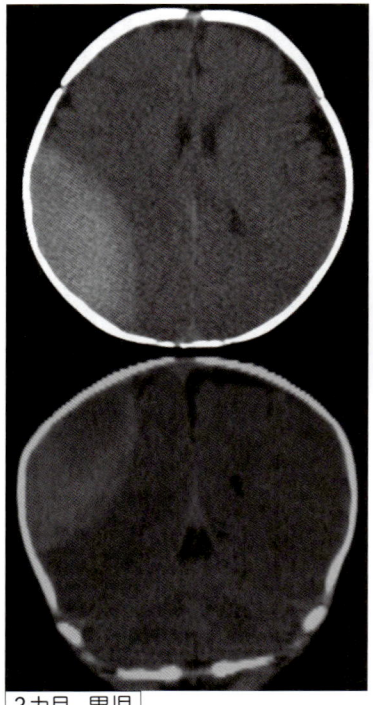

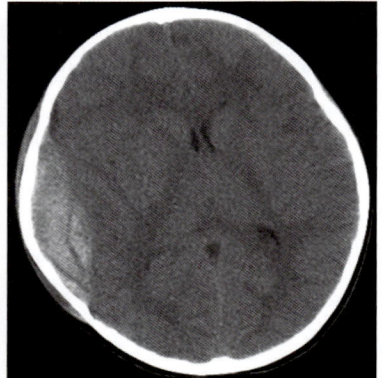

9歳，男児
交通事故により受傷。現場にて意識障害，嘔吐，けいれんを認め来院。

2カ月，男児
後頭部打撲後，繰り返す嘔吐およびけいれん発作にて来院。

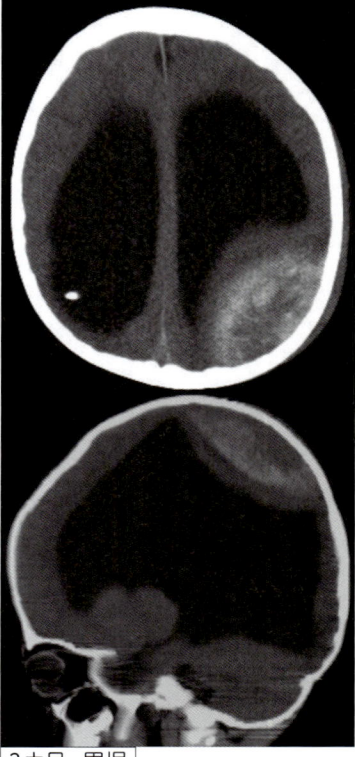

3カ月，男児
先天性水頭症に対する脳室腹腔シャント術を受けた既往あり。自宅階段より墜落して受傷。直後にけいれん発作を認め，意識障害が遷延し来院。

図2 急性硬膜外血腫

急性硬膜下血腫（図3）

- 硬膜静脈洞に流れ込む架橋静脈や，挫傷脳，その近傍の脈管からの出血であることが多く，薄い血腫が特徴的である。皮質細動脈からの出血による血腫（simple type）も認めるが，通常脳挫傷を合併していることが多い。血腫直下の脳実質に広範な虚血性病変を伴うことがあり，きわめて重篤になる。
- 半球間裂後半部や傍矢状静脈洞部の血腫は被虐待児によくみられる。皮質静脈内に血栓を合併していることもある。

外傷性脳内血腫（脳挫傷）

- 成人例に比べ直達損傷が起きやすい。無症状であっても外傷性クモ膜下出血や点状出血が診断されることがある。いわゆるsalt and pepperという典型的脳挫傷や穿通枝領域に血腫を形成することもある。周辺組織の脳浮腫を伴う所見も特徴的である。
- けいれんの焦点となりやすいため，受傷後最低1週間は抗けいれん薬を投与することが望ましい。保存的に観察されることが多いが，手術により摘出する場合もある。

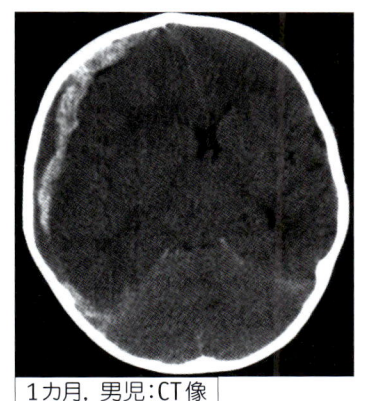

1カ月，男児：CT像

図3 急性硬膜下血腫

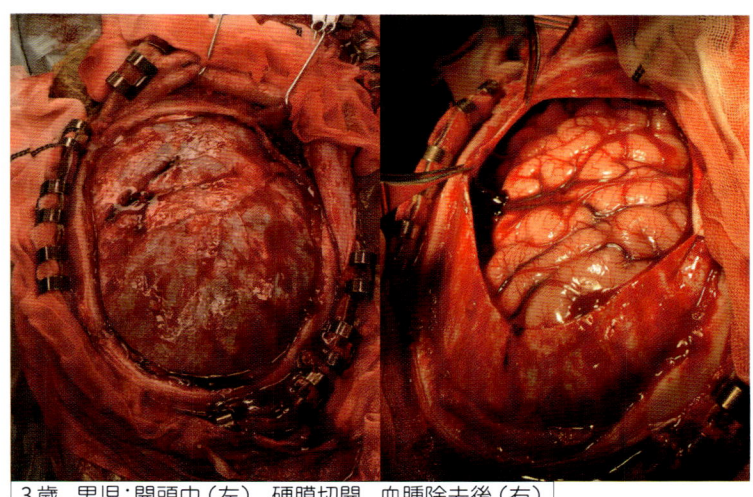

3歳，男児：開頭中（左），硬膜切開，血腫除去後（右）

3 pitfallを回避するためのスキル

- CT／MRI画像など放射線診断法を用いずに診断を行う場合には，一定の割合で頭蓋内病変（特に出血性病変）を見落とす可能性があることを自覚しなくてはならない。放射線被曝の危険性を回避するための判断材料と，患者の状態とを十分に検討して，診断が画一的なものとならないように気をつける。
- 頭部打撲後の嘔吐は頻繁に遭遇する。頭蓋内圧亢進の一症状でもあるが，頻回の嘔吐

により脱水から細胞代謝不全を起こし悪循環に陥る。頭蓋内病変がないことを確認し，尿中ケトン体が強陽性である場合は，補液が有効であることが少なくない。

- 観察入院を指示する際には，病棟の対応能力を十分認識して入院病床を選択する。施設によっては親の付き添いができない病床もあり，特に夜間休日の人員配置によっては頭部外傷の病態をリアルタイムに観察することが無理な場合もある。万が一急変した際に，気道確保や酸素投与といった救急蘇生処置が迅速に行える環境であるかどうか，指示する医師は確認を行うことが大切である。

- AHTは初期診療の段階で約30％が見落とされるとの報告がある。熟練した小児科医であっても病歴の真偽を外来の会話のみで見分けることは至難であると言う。疑わしい場合には入院を事務的に指示し，多職種によるAHTの診断に至る院内体制を調整することが肝要であろう。

頭部外傷の際に気をつける合併症

- 外傷後性けいれん：受傷直後を超急性，受傷後1週間までを急性，受傷後2週間以降を遅発性と大まかに区別する。抗けいれん薬の予防効果が期待できるのはこのうち急性の外傷後性けいれんのみである。

- 静脈血栓症：単純／造影CTにて検出されることが多い。静脈還流領域の症候としては，S状静脈洞，横静脈洞に血栓を合併した場合の体幹失調や眩暈などの小脳症状がよく知られる。原因不明のDダイマー値の上昇にも留意する。

- 高次機能障害：退院後の経過観察中に明らかになることが多い。頭部打撲後の全身倦怠感や引きこもりなどの精神症状，慢性の頭痛あるいは腹痛，関節痛といった表現をすることもある。専門的評価が必要になるが，近年では脳血流測定や白質線維密度の評価による補助診断が発達しつつある。

- 頸椎捻挫：頸部痛を表現できず，斜頸や回旋異常により初めて頸椎の異常が発覚することもある。軟部組織損傷はMRIや頸椎機能撮影を行う。多くは保存的に治癒するものの，Halo vest等の固定具を要する場合もある。

パールメッセージ
- ▶冷静に子どもの概観を観察し，バイタルサインを評価した後に神経学的所見の評価を行うことが頭部外傷の診療の第一歩である。
- ▶頭蓋内病変の抜本的治療については，迅速に専門診療科にコンサルトし，指針を決定すること。連携の不備から，効率を欠いた時間経過とならないように普段から診療科同士のコミュニケーションを図ること。
- ▶状態が悪化することは常に念頭に置いておくが，実際に症状が増悪してもまず救急蘇生のABCに沿い的確に処置を行うことによって，十分対応可能である。必要以上に恐れないことである。

文 献

1) Child SCAT3. Br J Sports Med. 2013;47(5):263-6.(2017年7月閲覧)
   http://bjsm.bmj.com/content/47/5/263.full.pdf
2) Orr CA, et al:J Neurotrauma. 2016;33(9):803-10.
3) Fidan E, et al:J Neurotrauma. 2016;33(7):641-51.
4) 日本ラグビーフットボール協会：ラグビー外傷・障害対応マニュアル 2013改訂版.（2017年7月閲覧）
   https://www.rugby-japan.jp/about/committee/safe/injury2013.pdf
5) Bruce DA, et al:J Neurosurg. 1981;54(2):170-8.
6) Imagawa KK, et al:J Neurotrauma. 2014;31(19):1632-8.
7) Yilmaz U, et al:Clin Neuroradiol. 2015;25(2):181-5.

16 事故外傷——頭部外傷以外

西山和孝

知っておくべきポイント

▶ 不慮の事故による年齢別死亡数は，年100名程度存在する（**図1**，2011年は東日本大震災の影響によると考えられる死亡数の増加が認められる）。

▶ 受傷機転としては転落が多く，交通事故では死亡率が上昇する。

▶ 身近な事故の中にも，防ぎうる傷害が存在する。

専門医へ紹介すべき事象

▶ 身体診察やバイタルサインに異常を認め，さらなる検査（損傷の検索など）を要する場合や自身の経験が乏しく判断に迷う場合。

▶ 小児患者は自身で主訴や症状を伝えることができないため，自身の診察に自信を持てない場合や不安を覚える場合。

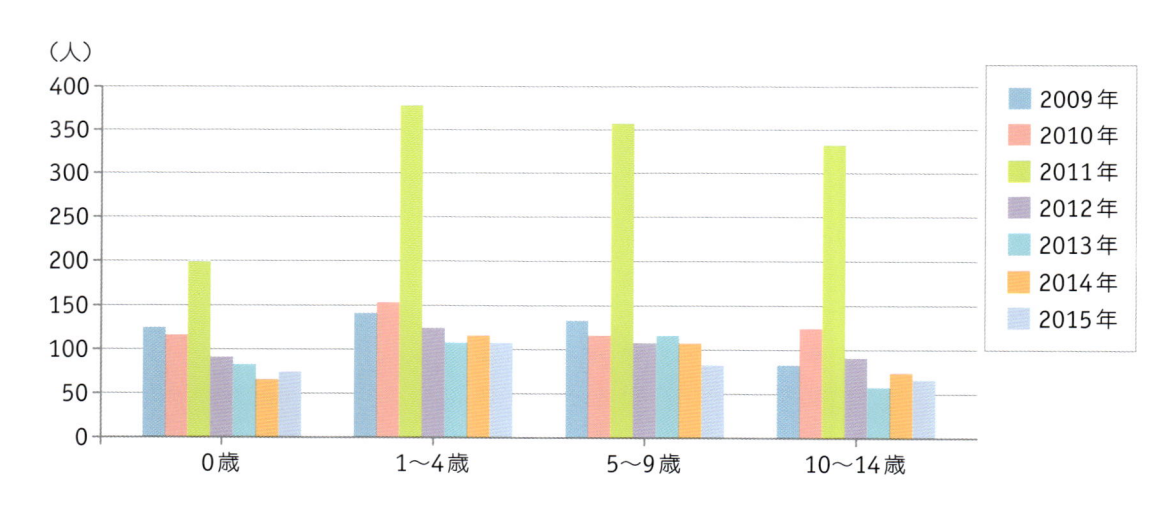

図1 不慮の事故の年齢別死亡数

（厚生労働省，人口動態調査より作成）

1 これだけは知っておきたい小児救急診療のknack！

■ 事故外傷では，その原因となった出来事や発症機序，いわゆる受傷機転を確認する必要がある。保護者や周囲の観察者から受傷機転の詳細を確認することが重要である。

■ 受傷機転のほとんどは鈍的外傷である。事故による死亡はそのほとんどが現場や救急外来において起こり，頭部外傷を除くと適切な診察と治療が行われた場合の致死率は低い[1,2]。

■ 小児では気道・呼吸の障害が心停止の主な原因となる。

■ 心拍数の増加はショックの徴候に気づく最もよい指標である。収縮期血圧は循環血液量が相当減少しないと低下しないので注意が必要である。

■ 主訴や症状を適切に訴えることができないため，受傷機転からどのような状況でどの程度の衝撃がどの部位に加わった可能性があるのかを考慮しながら身体診察を進めていかなければならない。特に，事故外傷の直前にてんかんや失神など意識消失をきたすような事象が発生していたかどうかについては確認が必要である。

■ 帰宅に際して，事故外傷が予見できるもの（傷害）であったか，予見できないもの（事故）であったかを検討する必要がある。傷害と考えられる場合には，予防可能であるためその対策が必要である。保護者の傷害に対する受け止め方にもよるが，場合によっては子どもを守るという観点から養育環境への介入を検討しなければならない。

■ 日本小児科学会では，年齢に応じた軽微な傷害を保護者に説明する冊子として，「子どもの事故と対策」（**図2**）を作成しており，日本小児科学会員には無料で配布している（郵送料別途要）。また，この冊子を元に作成された「ONLINE こどもの救急　こどもの事故と対策」は日本小児科学会内のサイト（http://kodomo-qq.jp/jiko/index.php）でみられる。死亡に至る可能性がある重篤な傷害については，Injury Alert（傷害速報）（http://www.jpeds.or.jp/modules/injuryalert/）にて情報共有を行っているため参照されたい。

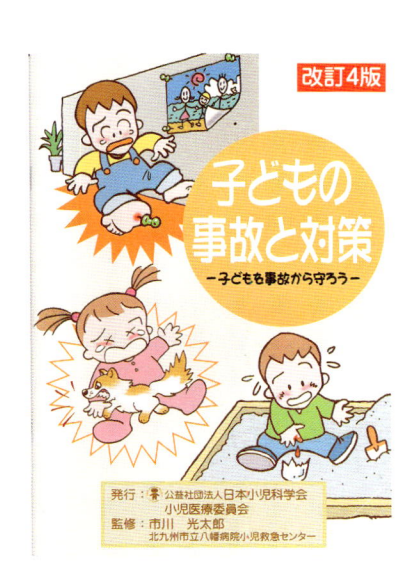

図2 日本小児科学会発行の「子どもの事故と対策」

2 確診のための基本知識

子どもの解剖学的特徴

- 体格に占める頭部の割合が大きいため頭部や顔面の外傷が起こりやすい。年齢が上がるとともに成人に近い体格となるため頭部以外の四肢や体幹の外傷の頻度が高くなる[1~4]。
- 頭部の特徴は，後頭部が大きく，舌も大きい。一方で口は小さいため気道の保持ができず，死亡原因となることが非常に多い。
- 舌による口咽頭の閉塞が最もよく引き起こされる。口腔内の吸引や頸椎保持を意識しながら頭位をsniffing positionにすることで対応する。バッグバルブマスクによる換気は非常に有効である。
- 頸部は短く軟らかいため，閉塞しやすく脈拍の触知も難しい（乳幼児では上腕動脈で触知する）。
- 鼻翼呼吸や陥没呼吸は呼吸窮迫の徴候であり，狭窄音や嗄声は上気道の障害を示唆している。
- 胸部では，成人と比して肋骨に軟骨が多く，骨化も不十分であり，それらを結びつける靭帯も比較的軟らかい。そのため，解剖学的に胸壁が軟らかくなり外傷エネルギーを肋骨で受け止めることなく直接胸腔内に伝えるため，肋骨骨折を伴わない胸腔内臓器損傷を起こしやすい（図3，4）。骨折がある場合は相当な外力が加わったと考える（図5）。

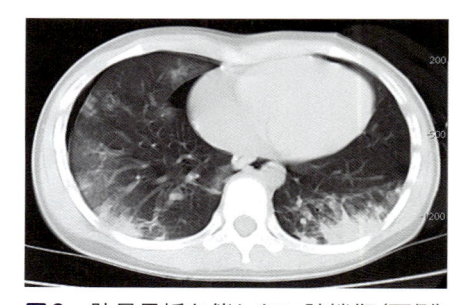

図3 肋骨骨折を伴わない肺挫傷（両側）と気胸（右）（8歳）
歩行中に自動車に衝突され受傷。

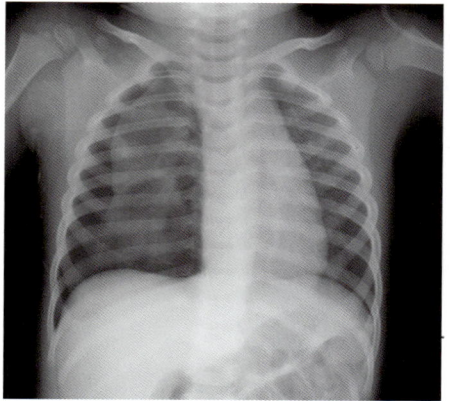

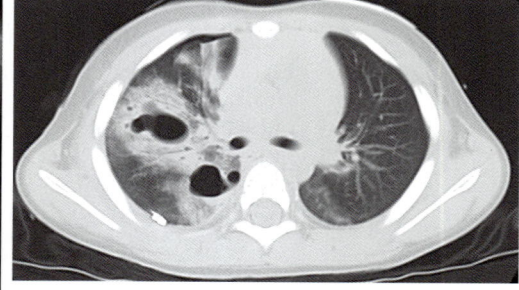

図4 緊張性気胸（右）と肺挫傷（2歳）
交通事故（シートベルト未装着）で受傷。近医へ搬送後，CT検査で気胸を認め転院搬送。到着時は緊張性気胸を呈していた。

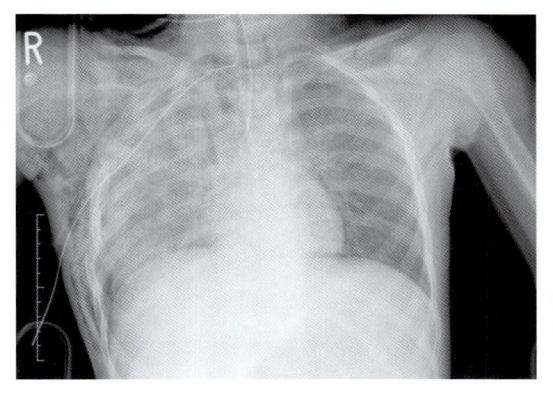

図5　右多発肋骨骨折と肺挫傷，血気胸（8歳）
歩行中に自動車に轢過され受傷。両側の鎖骨骨折も認める。

■腹部では，腹壁が薄く，筋肉も弱いため臓器の保護能力は低い。加えて，おおよそ学童期までは横隔膜が成人と比して形態が水平に近いため，成人と異なり肝臓や脾臓が肋骨によって保護されておらず（直接外力を受けやすく），下位肋骨周囲の外傷により損傷する頻度が高い（**図6，7**）。

■四肢では，長管骨の骨端に成長板が存在するため，骨端に近い骨折では成長板を含む骨折の有無を評価する必要がある（**図8**）[5]。

■身体の大きさに比して体表面積が大きいため容易に低体温に陥る。また，低血圧をきたすのは終末期（非代償期）となるため，血圧が保たれている時期（代償期）に早期の

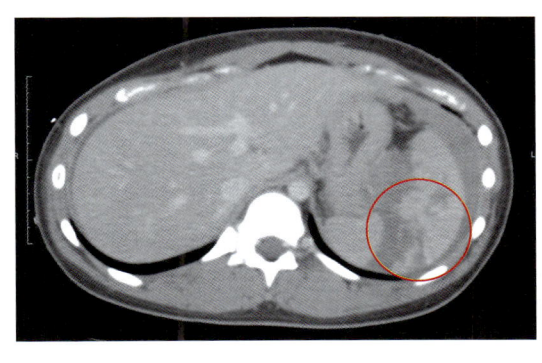

図6　脾損傷（12歳）
自転車で転倒し前額部の切創を主訴に来院。縫合終了し，帰宅前に腹部を痛がったため，CTを施行したところ脾損傷を認めた。肝・脾周囲に腹水も認める。縫合処置前のFASTは陰性であった。

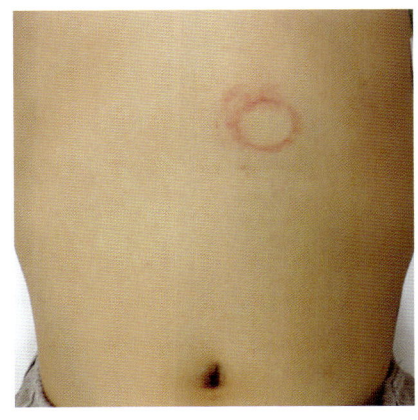
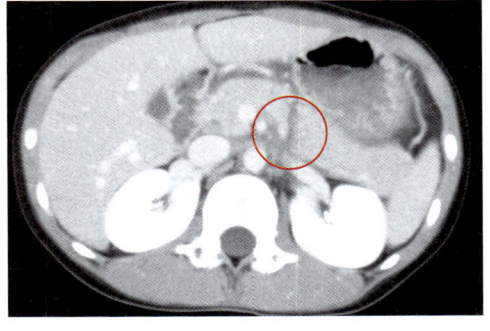

図7　膵損傷（10歳）
自転車転倒により受傷。腹部にハンドル痕を認めた。

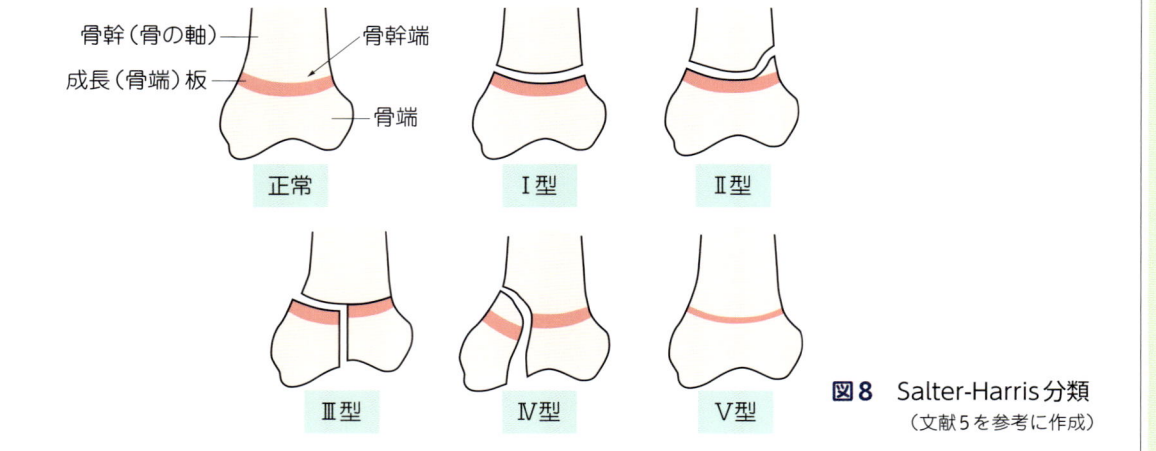

骨幹（骨の軸）──　骨幹端
成長（骨端）板──　骨端
正常　Ⅰ型　Ⅱ型
Ⅲ型　Ⅳ型　Ⅴ型

図8 Salter-Harris分類
（文献5を参考に作成）

治療的介入が必要である。

■ 成人と異なり外傷の衝撃が広く身体に分布するため，多くの部位に損傷をきたす可能性が高い。そのため外表所見がないことが，臓器損傷がないことを示唆しない。臨床的に疑うことと受傷機転を考慮することが重要である。

胸部外傷

■ 肺挫傷は最もよく認められる。呼吸器による管理を要するのは5％程度であり，保存的治療にて軽快する[2]（**図3**）。

■ 気胸を生じている場合は，解剖学的理由により縦隔が偏位しやすいため緊張性気胸に注意する（**図4**）。

■ 肋骨骨折は重症体幹外傷の合併を示唆する（**図5**）。

腹部外傷

■ 胸部外傷より頻度は高いが，致死率は低い（頭部外傷が小児外傷死の7～8割を占める）[1,2]。

■ 外表所見（シートベルト痕など）にも注意する（**図7**）。

■ 肝臓や脾臓の損傷が実質臓器では多い。損傷を確認するためには，CT検査が有用である。

■ 腹腔内臓器損傷を起こすと腹痛のみならず，嘔吐が必発するので，腹部外傷で嘔吐を認めたら，画像検査が不可欠である。

四肢外傷

■ X線検査でも骨折部の一部で連続性が保たれている若木骨折をきたすことがあり，健常側と比較する必要がある。

- X線検査で骨折が明らかでない場合も疼痛が強い場合は，RICE（Rest，Ice，Compression，Elevation）に加えてシーネによる固定を行い，整形外科受診を指示する。

熱傷

- 小児熱傷の受傷機転では，火炎によるもの（flame burn）よりもお湯などの高温液体によるもの（scald burn）が多い。
- 熱傷深度は大きく下記の3種類に分類される[6]。

> **Ⅰ度熱傷**：表皮熱傷で受傷部皮膚の発赤のみで瘢痕を残さず治癒する（**図9**）。
> **Ⅱ度熱傷**：深さにより次の2つに分類される。
> 　**浅達性Ⅱ度熱傷**：水疱が形成され，水疱底が赤色を呈している。1〜2週間で上皮化する（**図9**）。
> 　**深達性Ⅱ度熱傷**：水疱が形成されるが，水疱底は白色を呈している。3〜4週間で上皮化する（**図10**）。
> **Ⅲ度熱傷**：皮膚全層性の壊死。白色または褐色のレザー様になる。治癒に2カ月以上を要する。

- 熱傷深度は2，3日経ってから明らかになるため受傷初日に深度を判断する場合には注意を要する（**図11**）。

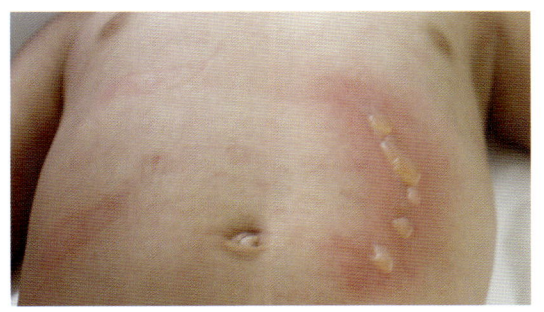

図9　Ⅰ度熱傷（発赤）および浅達性Ⅱ度熱傷（水疱形成）

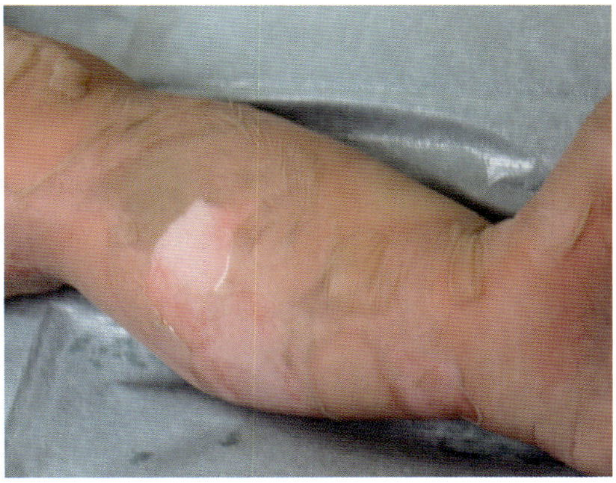

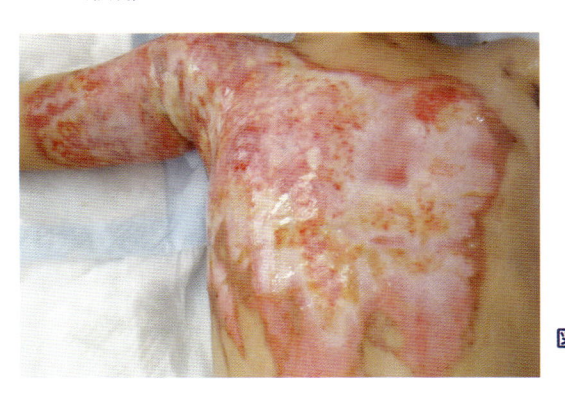

図11　Ⅱ度熱傷およびⅢ度熱傷（受傷2日後）

図10　深達性Ⅱ度熱傷

3 pitfallを回避するためのスキル

- 胸部の診療の際には，腋窩で聴診すると対側のノイズを減らすことができる。
- 胸部や腹部の診察では，超音波検査を併用することで心嚢液や胸腔，腹腔の液体貯留を確認したり（focused assessment with sonography for trauma；FAST），最近では外傷に限らず超音波検査による検索（point-of-care ultrasonography；POCUS）が行われるようになっている[7, 8]。
- 受傷部位に限らず，損傷が明らかでないにもかかわらず痛みが治まらない場合は，さらなる精査を行う必要がある。
- 受傷機転を確認することで思いがけない損傷を見つけることが可能になる。受傷機転がはっきりしない，何度も外来を受診する場合等は虐待を疑わなければならない。

4 commonな鑑別疾患とその方法

▎打撲

- 必要な各種検査を行った後に臓器損傷や骨折を伴わない場合に診断される。
- 後日損傷が明らかになる場合もあるため，保護者にはどのような場合に再受診したらよいかを具体的に説明しておくのがよい[例：顔色が悪い，気分が悪そう（不機嫌），いつもと様子が違うなどの場合は必ず受診して下さい]。

▎虐待

- 受傷機転を確認することが重要である。保護者の前では患児からの情報が得られない場合もあるため，保護者と別に患児のみを診察することで虐待が明らかになる場合もある（図12）。

▎肘内障

- 手を引っ張った後から動かさないなど，きっかけが転倒や転落などでない場合に想起される。発生機序がはっきりしない場合でも肘部に腫脹を認めたり，整復後も疼痛を訴える場合には骨折の可能性があるためX線検査を考慮する。

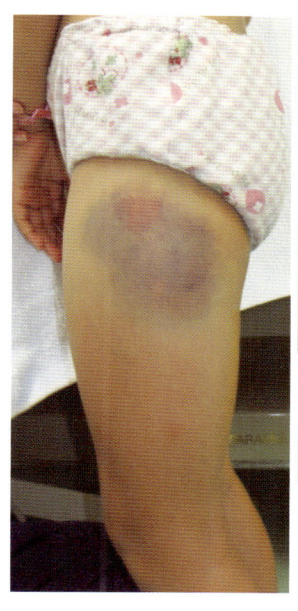
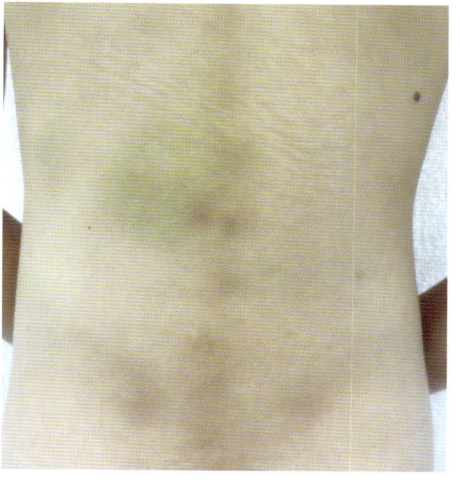

図12 虐待が疑われる打撲痕
打撲を主訴に来院するが，新旧混在のアザが散見される。

5 外せないrareな鑑別疾患・合併症

▎脊髄損傷

- 小児の場合は骨折を認めない脊髄損傷（spinal cord injury without radiographic abnormalities；SCIWORA）をきたすことがある。身体所見より脊髄損傷を疑う場合には，たとえ骨折を認めなくとも頸部の扱いに注意を要する。

▎頸椎偽性亜脱臼

- 7歳以下で40％にC2〜C3の偽性亜脱臼（pseudosubluxation）を認める（**図13**）。鑑別としては，気道管理の際と同様に背面に2〜3cm程度の厚さのタオルを敷いて脱臼所見が消失するかどうかにより，C2〜C3のズレを判断することができる[4]。

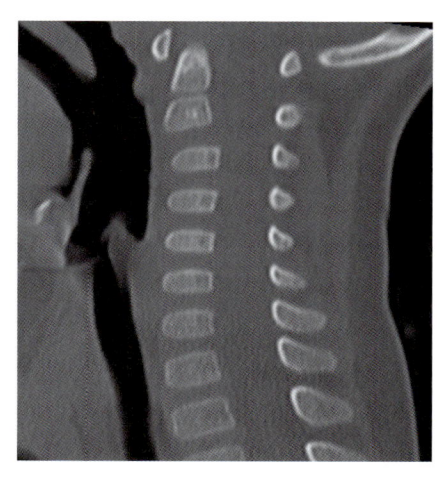

図13 C2，C3の偽性亜脱臼（2歳）

▶治療の原則は，成人と同じで酸素供給を保ちながら生命の危機になる外傷を見つけ治療することである。

▶事故を単なる事故として扱わず予防可能な傷害かどうかを評価し，次の傷害を予防することを心がける。

文 献

1）Mikrogianakis A, et al：The Hospital for Sick Children Manual of Pediatric Trauma. Mikrogianakis A, et al, ed. LWW, 2007, p1-7.

2）Grabo DJ, et al：The Trauma Manual：Trauma and Acute Care Surgery. 4th ed. Peitzman AB, et al, ed. LWW, 2012, p213-27.

3）Lavoie M, et al：Fleisher & Ludwig's Textbook of Pediatric Emergency Medicine. 7th ed. Bachur RG, et al, ed. LWW, 2015, p9-19.

4）Karl SR, et al：APLS：The Pediatric Emergency Medicine Resource, 5th ed. American Academy of Pediatrics, et al, ed. Jones and Bartlett Learning, 2012, p204-61.

5）Salter RB, et al：J Bone Joint Surg. 1963；45-A：587-622.

6）日本熱傷学会学術委員会：熱傷診療ガイドライン（改訂第2版）. 日本熱傷学会, 2015, p11-5.

7）外傷初期診療ガイドラインJATEC. 改訂第5版. 日本外傷学会, 日本救急医学会, 監. 日本外傷学会外傷初期診療ガイドライン改訂第5版編集委員会, 編. へるす出版, 2016, p1-26.

8）Marin JR, et al：Pediatrics. 2015；135(4)：e1113-22.

市川光太郎

市川光太郎

■ 知っておくべき
ポイント

▶ 2015年の通告数は10万件を超え，決して稀な事象ではなく，シリアスなcommon diseaseとなった。

▶ 虐待は重篤な急性疾患ととらえて，早期発見・早期治療（保護）が必要な危急疾患である。

▶ 身体的虐待，ネグレクト，心理的虐待，性的虐待に分類されるが，近年，面前DVなどによる心理的虐待が増加している。

■ 専門医へ
紹介すべき事象

▶ 虐待やマルトリートメント症候群（虐待の芽の状態）を疑ったら，その重症度にかかわらず，直ちに施設内協議を行い，関係機関〔児童相談所，市町村窓口（子育て支援課）など〕との連携を行う。

▶ 上記関係機関との連携がうまくできない場合には，地域の虐待防止医療ネットワーク拠点病院へ紹介・連携する必要がある。

1 これだけは知っておきたい小児救急診療のknack！

■ 虐待は疑わないと早期発見ができないため，常に疑いを持って診療する必要がある。そのためには傷病の程度・診断・治療を的確に行うことは無論のこと，その傷病形成のプロセスを十分に問診聴取して，子どもの発達や保護者の観察対応に合ったプロセスかどうかを把握すべきである。

■ 疑うためには，診療医のみならず，看護師，放射線技師，事務職員など施設全体の複数の視点で患児・保護者をみる必要がある。この視点から，施設内に虐待事例の特徴的な症候を含めた種々の項目からなるチェックリスト（**表1，2**）を配布しておき，気づいた職員がチェックし，チェックされた症例は施設全体で総合的に判断すべきである[1]。

■ 虐待診療では個人での診療対応は回避すべきで，必ずチーム対応，施設対応が必要である。疑わしい症例は常に検討を行い，施設として診断して関係機関との連携を図る。

表1 児童虐待診断チェックリスト（子ども用）

ID-NO（　　　　　　　）姓名（　　　　　　　　　　　　　　　　） チェック（　　　）回目　年　月　日　時　　　チェック者（　　　　　　　　　）所属（　　　　　　　　）

子どもの身体所見

全身状態	□低身長（−2.0SD未満）　□痩せ（−2.0SD未満）　□栄養障害　□体重増加不良　□るいそう □おおよそ不適切な服装（季節はずれ，性別不明など）　□未治療のう歯が多い □不衛生（垢まみれ，ひどいオムツかぶれ，未治療の皮膚炎など）
皮膚	□新旧混在の外傷痕　□多数の小さな出血斑　□四肢体幹内側の傷 □不審な傷（指や紐の形の挫傷，腕や手首を巻いている挫傷など） □不自然な熱傷（多数の円形の熱傷，手背部の熱傷，乳児の口腔内熱傷，成傷器が推定できる熱傷， 　境界明瞭な熱傷痕など） □頭皮内の複数の外傷や抜毛痕
骨折	□新旧混在する複数回骨折　□多発骨折　□頭蓋骨骨折（特に縫合線を越えた頭蓋骨骨折） □骨端骨折（バケツの柄骨折・角骨折）　□肋骨骨折　□肩甲骨骨折　□椎骨骨折 □乳児の骨折　□鉛管骨折*　□原因不明の骨折 *鉛管骨折：パイプを折るような外力で対側の骨皮質が保たれる骨折
頭部	□頭蓋内出血（特に硬膜下血腫）　□眼球損傷　□網膜出血　□前眼房出血 □多発脳内出血（shaken baby syndrome含む）
性器	□肛門や性器周辺の外傷　□若年妊娠　□性器自身の損傷
その他	□事故・中毒による反復傷害　□反復する尿路感染症 □原因不明の疾患の反復（Münchausen syndrome by proxyなどの疑い） □原因不明もしくは説明のつかない発育発達遅延

子どもの心理・精神・行動所見

	□一見して子どもらしくない無表情　□動作がぎこちない □表情が暗く・硬く，感情をあまり外に出さない・出そうとしない □触られることを異様に嫌がる　□自分からの発語が極端に少ない □保護者が傍にいるのといないのとで動きや表情が極端に変わる □大人の顔色を窺ったり，怯えた表情をする　□異様に甘える □注意を引く言動　□過度の乱暴な言動　□多動で落ちつきがない □目立つ無気力さ・活動性の低下　□持続する疲労感・倦怠感 □繰り返す食行動異常（むさぼり食い，過食・拒食，異食） □家に帰りたがらない　□繰り返す家出　□夜間遅い時間の外出 □単独での非行（特に食物を主とした盗み）　□急激な学力低下 □年齢不相応な「性」に関する言葉　□常識・社会性の顕著な欠如

●診断評価　　育児障害　グレー　イエロー　レッド　　●対応連絡　院内　福祉　児相

（北九州市立八幡病院小児救急センター）

表2 児童虐待診断チェックリスト (保護者用)

ID-NO ( ) 子どもの姓名 ( )	
チェック時 年 月 日 時 総合チェック者 ( ) 所属 ( )	
受付・事務部門	
保険	□保険証がない □保険証を持参していない □生活保護 □医療保護 □母子医療 □未納歴がある □住所が不定 □電話がない (あっても差し止めで不通) □他医療機関の受診歴が近々で異様に多い
態度	□事務的手続きをしたがらない □事務の手続きに不備が多い □その他 ( )
待合室	
態度	□順番が待てない □他の家族とトラブルを起こす □態度が傲慢 □場所をわきまえず騒ぐ □子どもの面倒をみない・世話をしない □子どもを異様に叱ったり・脅したりする □子どもを平気で叩く □子どもの重症度と無関係な態度がみられる □スタッフの言動に文句をつけやすい
診察室	
母子手帳	□持参していない □ほとんど記載がない □健診歴がない・少ない
問診 (既往歴)	□予防接種をしていない □既往疾患を覚えていない □以前のことを聞くと極端に嫌がる □家族の中で既往歴の把握が異なり意見が一致しない
問診 (現病歴)	□発症や受傷状況をきちんと説明ができない □説明が変化する □保護者で説明が食い違う □受診までの時間経過が長い □家庭看護がほとんどされていない □前医療機関の悪口を言う □子どもの病状把握ができていない □日頃の状態が説明できない
診療説明	□状態にかかわらず自己主張が強く, 不要な応急処置を要望する □重症度にまったく関心がない □診断名や予後説明に耳を貸さない □治療や入院の必要性を理解しない □説明に対して質問がない □子どもの病状より自分の都合を優先したがる □1回の治療で完結できる治療法を望み, 再診などを嫌う
診察後 (待合室〜受付〜薬局など)	
態度	□再受診などの説明の確認をしない □家庭療育への説明を聞かない □使用薬剤の説明を聞きたがらない □子どもを大事に扱っていない □診療への不満を誰となく言う □薬など必要以上に欲しがる □支払いをせずに帰る
●対応	カルテ上マーキング 上申にて対応会議 即刻対応 ( )

（北九州市立八幡病院小児救急センター）

2 確診のための基本知識

虐待による頭部外傷（abusive head trauma；AHT）

- いわゆる揺さぶられ症候群（shaken baby syndrome；SBS）がAHTの多くを占める。びまん性脳腫脹・急性硬膜下血腫・眼底出血が三徴とされるが，びまん性軸索損傷やクモ膜下出血なども経験される。
- さらに，肋骨骨折（椎体そばの），長管骨骨端骨折（バケツの柄骨折・角骨折）も伴うことが認められる。
- 乳幼児の硬膜下血腫はまずAHT／SBS（**図1**）を疑い，眼底検査を直ちに実施し，眼底出血の有無を必ずチェックする必要がある。
- SBSでは大脳半球間裂（**図1**）の急性硬膜下血腫，出血時期の異なる硬膜下血腫の存在，頭蓋内の高エネルギー外傷の割に他の身体部位の損傷が認められないなどの特徴がある[2]。
- 揺さぶられる瞬間は延髄・頸髄接合部の過伸展・過屈曲による延髄の呼吸中枢障害による低酸素血症が生じる[3]ため，時間（約1週間単位）を置いて再度，脳萎縮など低酸素障害出現確認の画像評価を行う必要がある。
- 揺さぶり開始から2～3往復で出血するとされ，その時間は1秒以内とされており[4]，予想以上に短時間で発症することを認識しておく。
- 乳幼児の頭部外傷は転落などで発症することが多いが，2歳未満の頭部外傷100例の検討では落下高さ120cm未満（ベッド，ソファ，椅子など）では稀に頭蓋骨骨折や硬膜外血腫は生じるものの，硬膜下血腫や脳挫傷など硬膜内損傷は皆無との報告がある[5]。

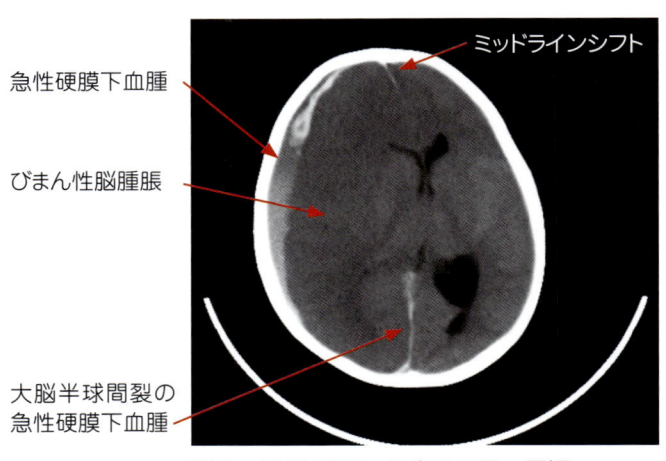

急性硬膜下血腫

ミッドラインシフト

びまん性脳腫脹

大脳半球間裂の
急性硬膜下血腫

図1　AHT／SBS，3歳6カ月，男児

外傷痕の特徴

- 新旧混在した外傷痕の存在が最大の特徴であり，不自然な受傷機転が存在する場合には虐待を強く考える必要がある。
- 自然外傷による外傷痕と人為的外傷痕ではその部位が明らかに異なることが知られているので（**図2**），このような部位に外傷痕がある場合は虐待を考慮すべきである。
- 軀幹（特に腰背部，臀部など）や頸部，耳などに目撃者のない打撲痕が複数ある場合は虐待の可能性が高いとの報告[6]もみられる。
- 虐待に特異度の高い打撲痕として，「二重条痕」が知られている（**図3**）が，これは強いエネルギーで叩くということと，子どもが叩かれる瞬間に恐怖で微動だにできないことが重なって生じるもので，この傷1つあれば虐待と診断できるとされている[7]。
- 受傷機転の説明のつかない外傷痕を認める場合には虐待を疑って，総合的，かつ慎重に判断することが必要である。
- 人為的抜毛の場合，自然脱毛と異なり，毛根部分から毛穴に出血を認めることが多いので，そのあたりの観察が重要である。

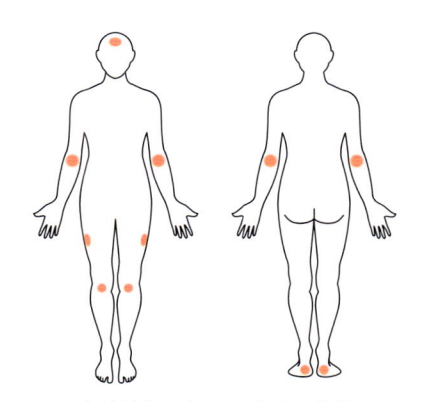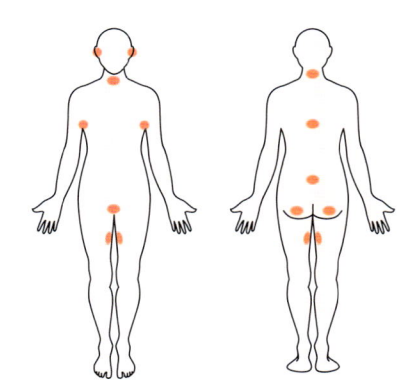

自然外傷で起こりやすい部位　　　　人為的外傷で起こりやすい部位

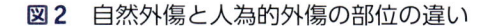

図2　自然外傷と人為的外傷の部位の違い

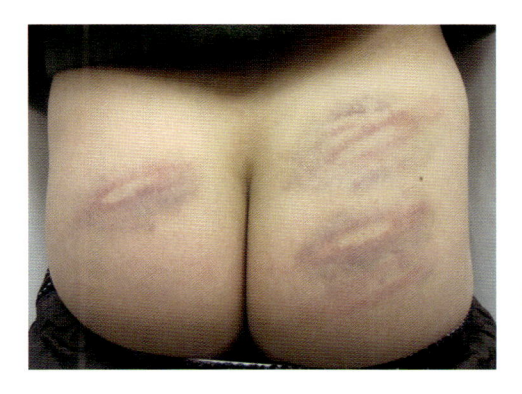

図3　二重条痕
1本の棒で叩かれるが二重の
線状皮下出血斑が生じる。

骨折の特徴[1]

- 骨折は身体的虐待の15％前後に存在するとされており，虐待を疑った症例では無症状や病歴不詳例があるため，2歳未満児は全身骨のX線検査が必要と言われ，2～5歳では虐待による骨折があった場合に全身骨X線検査を行う。5歳以上は不要とされている。

- 骨折の形態で，骨端骨折（角骨折，バケツの柄骨折）（**図4，5**）は自然外傷では起こりえない骨折であり，これを認めたら虐待と診断する。その発症メカニズムは骨端に剪断力が加わる（SBS時に激しく揺さぶられ手足がムチのようにしなる場合など）と，一次海綿骨が剥離するような骨折が生じる。

- 骨折の身体的部位で特異度が高いのは肋骨（椎体近傍の後部肋骨），肩甲骨，鎖骨外側部，椎体などと言われている。

- 自ら移動できない（歩行できない）乳児の骨折では（すべての部位），明らかな第三者の目撃がない場合は強く虐待を疑うべきである。

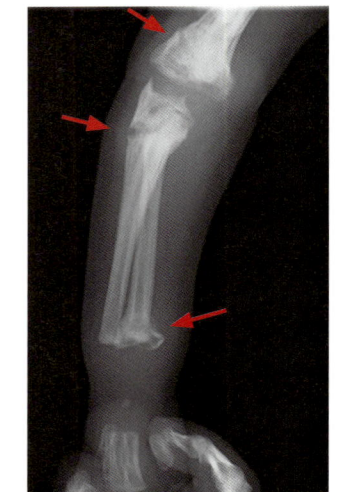

図4　骨端骨折

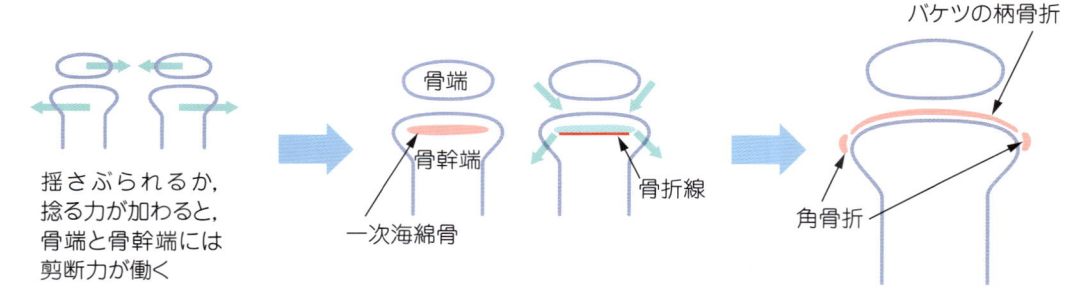

揺さぶられるか，捻る力が加わると，骨端と骨幹端には剪断力が働く

骨端
骨幹端
一次海綿骨

骨折線

バケツの柄骨折
角骨折

図5　骨端骨折（角骨折／バケツの柄骨折）
骨端・骨幹端に剪断力が加わると骨折は一次海綿骨を剥離するように起こる。外側部分はperiosteal bone collarと呼ばれる丈夫な骨膜の輪があるため，この部を避けるように骨端と反対方向に向きを変える。この結果，骨幹端には角骨折とバケツの柄骨折が起こることが知られ，両者は共存する骨折である。

熱傷の特徴[8, 9]

- 身体的虐待の中で熱傷は7％前後に認められるが，成傷器（熱傷源）が容易に推定できる熱傷は虐待を考慮すべきである。

- 成傷器はたばこ，シガレットライター，アイロン，電気ごて，火箸，ホットプレート，熱湯などが多く報告されている。

- 虐待による熱傷痕の特徴は，その熱傷面が一様であり熱傷深度に濃淡がないこと，また境界が明瞭であることが特徴である（**図6**）。
- 受傷機転不明の複数の，あるいは新旧混在した熱傷痕を認めたり，外傷痕と同じく，軀幹や四肢内側に存在する場合は強く虐待を疑うべきである。
- 虐待による熱傷痕はすぐにみえにくい臀部などから始まることが知られているので，必ず全身皮膚の観察が必要である。

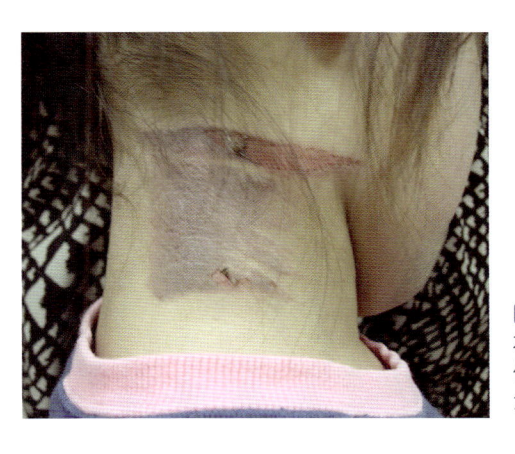

図6　虐待による熱傷
左右の頸部に同じ形状の熱傷痕があり，熱傷面が一様であり，境界が明瞭で，成傷器が「電気ごて」と推測できる。

3 pitfallを回避するためのスキル

- 「虐待疑いは，もしかしたら間違いであるかもしれない」という不安が現場に存在すると，疑うことをためらうようになり，虐待症例を看過してしまう結果となる。このためには組織（虐待防止委員会など），すなわち施設として診断することを明確にして，現場からの意見が出やすいように心がける必要がある。
- 個人対応は禁忌であり，疑いを持ったら必ず所属部署の皆で議論して，その結論を含め，並行して院内組織に上申し，病院全体の意見として意思表示することが重要である。
- 主治医は子ども・家族との信頼関係構築が重要であるので，虐待であることの家族への告知，児童相談所への通報等は必ず組織が対応し，主治医を前面に出さないことが大事である。
- 診断に関しては，事故等との鑑別をし，思い込みを避けるためにも詳細な問診を繰り返し行い，不審な点がないかを厳重かつ総合的に判断する。特に傷病成立のプロセスとその際の保護者の言動を詳細に問診することが最も重要である。
- 外傷痕は必ず写真撮影（弱拡大，強拡大ともに）を行っておくこと，保護者の説明もすべてカルテに記録しておく。ただし，それに対しての医療側の考察は「別カルテ」，すなわちカルテ開示の際に提示しないものに考察所見を記録する。

4 commonな鑑別疾患とその方法

AHT／SBS

- 乳幼児では軽微な外傷（転倒など）で急性硬膜下血腫が生じる（中村Ⅰ型）ことが知られているが，諸外国ではまず自然外傷ではなく，児童虐待を考慮するよう指導している。
- 乳幼児の軽微な自然外傷での硬膜下血腫は，発症しても軽症な場合が多いことが経験される。
- 自然外傷の急性硬膜下血腫でも10%前後の頻度で眼底出血を認めるが，虐待による急性硬膜下血腫では80%に眼底出血を認めるとされているので，眼底出血の有無は即座にチェックすべきである。
- 眼底出血は軽度の場合は数日（3日程度）で消失することもあるので，できるだけ早期にチェックを行う必要がある。

外傷痕

- 外傷痕が単発の場合は断定しにくいが，現実的には受傷部位での鑑別が可能なため，外傷痕での鑑別困難例は少ないと思われる。

熱傷

- 鑑別の必要な熱傷痕は時に経験され，加熱液体が衣服を伝って熱傷を起こす場合は意外と熱傷面が一様で境界が明瞭，さらにsplash burn（飛び散り熱傷痕）が認められないなど，人為的熱傷痕に似ることがある。

骨折

- 下肢のらせん状骨折はスポーツ外傷など自然外傷で少なからず経験されるが，虐待行為でもありうる。上肢のらせん状骨折（**図7**）の場合，少なくとも下肢よりは人為的な骨折の可能性が高くなると考えるべきである[10]。
- 長管骨骨折でも，自力移動できない（歩行できない）乳児では，まず人為的骨折を鑑別しなければならない。

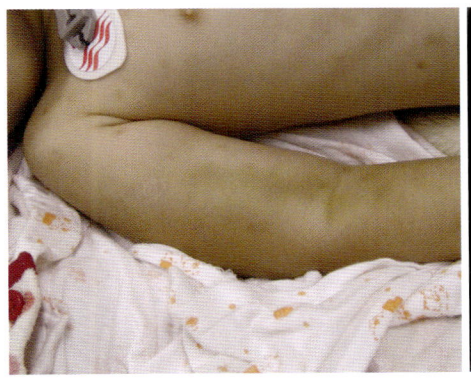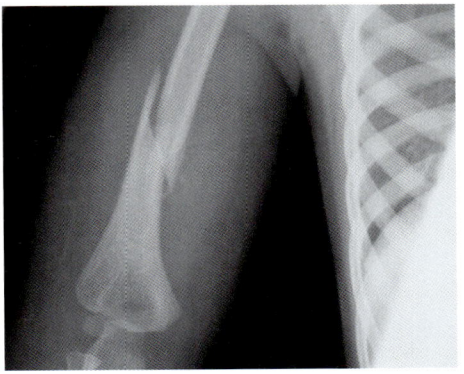

図7　右上腕骨らせん状骨折
3歳女児，けいれんおよび無呼吸で救急搬送されたが，重度の硬膜下血腫と脳浮腫で数日後に死亡した症例。右上腕の腫脹とらせん状骨折が認められる。

5　外せないrareな鑑別疾患・合併症

頭蓋内出血，皮膚出血斑・紫斑

- 日常的な軽微なエネルギー受傷でも出血しやすい，血友病A，B，von Willebrand病，ビタミンK欠乏症，血小板減少性紫斑病，再生不良性貧血，白血病などについて鑑別疾患として除外することが必要である。
- 血友病では頭蓋内出血，関節腔内出血，筋肉内，皮下深部と体内深部での出血が主体であるが，von Willebrand病では頭蓋内，関節腔内など深部出血は少なく，皮下出血や鼻出血などの粘膜出血が主である。
- 血小板減少性紫斑病の場合も関節内出血，筋肉内出血はほとんどみられないが，稀に頭蓋内出血があるので，鑑別疾患には入れなければならない。
- 身体的虐待で出血・血腫，紫斑等が認められる場合には，問診（家族歴，出血症状など），凝固能検査を十分に行い，上記疾患を鑑別しなければならない。迷うときには必ず専門家にコンサルトする。

骨折

- 複数箇所の骨折，反復骨折，めずらしい部位の骨折などを認めた場合は易骨折性の疾患として，骨形成不全，くる病などを考慮すべきである。
- 骨形成不全症では，骨折以外の症状として，青色強膜，難聴，歯牙形成不全を認めることが多いので，全身観察が重要である。
- くる病では易骨折性はあまり認めないが，化骨障害による低身長，骨幹端の変化など

があり，虐待症例とは総合的に鑑別が必要である。

<table>
<tr><td>パールメッセージ</td><td>▶児童虐待は最悪の危急疾患であり，めずらしくないcommon diseaseであることを忘れずに，どんな症状も常に疑って総合判断することが必要である。
▶虐待の芽の状態（マルトリートメント症候群）で診断し，関係機関と連携することが不可欠である。
▶小児救急施設では，院内の虐待防止委員会整備はむろんのこと，委員会への外部委員の招聘，日頃からの関係機関との連携強化を図っておくべきである。</td></tr>
</table>

文 献

1) 市川光太郎：小児内科．2016；48(2)：190-5.
2) 市川光太郎：小児内科．2014；46(3)：1410-3.
3) 山田不二子：子どもの虐待とネグレクト．2016；18(1)：8-15.
4) 宮崎祐介：子どもの虐待とネグレクト．2016；18(1)：31-7.
5) Duhaime AC, et al：Pediatrics. 1992；90(2 Pt 1)：179-85.
6) Pierce MC, et al：Pediatrics. 2010；125(1)：67-74.
7) 市川光太郎：小児科．2015；56(3)：447-55.
8) 市川光太郎：子ども虐待の臨床─医学的診断と対応．坂井聖二，他編著．南山堂，2005, p47-54.
9) 市川光太郎：熱傷治療マニュアル 改訂2版．田中　裕，編著．中外医学社，2013, p332-7.
10) Wood JN, et al: Pediatrics. 2014；134(1)：45-53.

次号予告

jmedmook (ジェイメド) 53

肺癌を見逃さない！
画像読影のコツを押さえよう

2017年12月25日発行！

編者　山田耕三（神奈川県立がんセンター呼吸器科部長）

CONTENTS

jmedmook

偶数月25日発行 B5判／約170頁

定価（本体**3,500**円＋税）　送料実費
〔前金制年間（6冊）直送購読料金〕
21,000円＋税　送料小社負担

編 著

市川光太郎 （いちかわ こうたろう）
北九州市立八幡病院院長／日本小児救急医学会前理事長

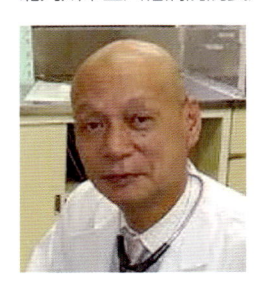

【プロフィール】
1981年久留米大学大学院医学研究科をなんとか卒業。同年秋，北九州市立八幡病院救命救急センター小児科に拾われる。
以来，行くところはなく八幡に居続け，2003年副院長，2009年院長に運良く就任して現在に至る。
また，2000年に第14回日本小児救急医学会を主催，その年より理事長を拝命して2017年6月まで，なぜか理事長を続けてきた。
いずれにせよ，現場叩き上げで酒好きの小児救急人間であり，理屈なしの体力勝負の小児救急医療を展開している。

jmed mook **52**

あなたも名医！
徴候から見抜け！小児救急疾患
押さえておきたい各徴候の病態と対応スキル

ISBN978-4-7849-6652-3 C3047 ¥3500E
本体3,500円＋税

2017年10月25日発行　通巻第52号

編集発行人　梅澤俊彦
発行所　　　日本医事新報社　www.jmedj.co.jp
　　　　　　〒101-8718　東京都千代田区神田駿河台2-9
　　　　　　電話（販売）03-3292-1555　（編集）03-3292-1557
　　　　　　振替口座　00100-3-25171
印　刷　　　ラン印刷社
© Kohtaro Ichikawa　2017 Printed in Japan
© 表紙デザイン使用部材：株式会社カワダ　diablock©KAWADA

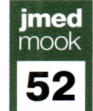